辅助器具使用指导

学术顾问　何成奇

主　　编　杜春萍

副 主 编　吴姁怿　李思敏

编　　者　（按姓氏拼音排序）

陈佳佳　杜春萍　吕秀梅

李艾娟　李思敏　梅松利

宋　竹　汪学玲　王　娇

王学萍　吴姁怿　徐　慧

曾敬茹

秘　　书　徐　慧

電子工業出版社·

Publishing House of Electronics Industry

北京·BEIJING

图书在版编目（CIP）数据

辅助器具使用指导/杜春萍主编. —北京：电子工业出版社，2022.2
ISBN 978-7-121-42700-8

Ⅰ.①辅… Ⅱ.①杜… Ⅲ.①康复训练–医疗器械–使用方法–指南 Ⅳ.①R496-62

中国版本图书馆CIP数据核字（2022）第015130号

责任编辑：汪信武
印　　刷：中国电影出版社印刷厂
装　　订：中国电影出版社印刷厂
出版发行：电子工业出版社
　　　　　北京市海淀区万寿路173信箱　　　邮编：100036
开　　本：787×1092　　　1/16　　　印张：13.75　　　字数：264千字
版　　次：2022年2月第1版
印　　次：2022年2月第1次印刷
定　　价：92.00元

凡所购买电子工业出版社图书有缺损问题，请向购买书店调换。若书店售缺，请
与本社发行部联系，联系及邮购电话：（010）88254888，88258888。
质量投诉请发邮件至zlts@phei.com.cn，盗版侵权举报请发邮件到dbqq@phei.com.cn。
本书咨询联系方式：QQ 20236367。

序

□ *Preface*

据中国残疾人联合会发布的数据显示，目前我国登记在册的残疾人总数超过了 8500 万，其中肢体残疾人数近 2500 万。面对如此庞大的残疾人群体，国家社会保障体系和医疗体系都面临着巨大的考验。习近平总书记在中国共产党第十九次全国人民代表大会报告中提到："发展残疾人事业，加强残疾康复服务"，为康复医学事业的发展指明了方向。辅助器具作为康复医学具象化的体现，不仅在康复治疗过程中发挥着极其重要的作用，对残疾人来说，更是生活和就业的武器，甚至是撬动地球的"支点"。

工欲善其事，必先利其器。对于残疾人来说，辅助器具是他们回归家庭、回归社会的最有效、最直接的工具。辅助器具为残疾人提供了克服肢体功能障碍的工具，构建了独立生活和工作的阶梯，更是维护尊严的堡垒。数年来，现代"鲁班们"运用巧手和头脑，使辅助器具更具专业适配性、创新性和人文关怀。辅助器具进一步科技化、智能化与专业化。面对临床及市场上琳琅满目的辅助器具，目前尚无一部有关辅助器具系统化分类、科学化使用及规范化防避风险的专著，因此，编写一本有关辅助器具使用指导的书籍非常必要，非常重要。

本书收集了 200 余种辅助器具，涵盖了各类残疾从康复锻炼到日常生活所需的常用工具及其使用方法。本书图文并茂，言简意赅，简单易学，为各级综合医院康复医学科、各级康复医院、各级技能人才培训学校以及社区康复机构的医务人员及广大学员提供了颇具学术价值的参考；同时也为各类残疾人日常研习提供依据，为功能障碍者选择合适的辅助器具以及使用方法提供了科学参考。

《辅助器具使用指导》的出版充分顺应了广大残疾人对高质量生活的需求，提高了医务工作者对辅助器具使用的专业认知，为进一步改善残疾人的身体功能、结构、活动、参与，促进环境适应，提高生活质量具有重要意义。

中国康复医学会运动疗法专委会主任委员

四川大学华西医院康复医学中心主任

2021 年 9 月

前 言

2011 年，世界卫生组织（WHO）在《世界残疾报告》中提出了"康复措施大体上分为三类：康复医学、治疗学、辅助技术"的最新理念。从中可以看出，辅助技术已经成为与康复医学和治疗学处于同等地位的三大领域之一，它们之间既有联系又各自独立。WHO 发布的《国际功能、残疾和健康分类（ICF）》首次提出了产品和技术（包括辅助产品和辅助技术）构成的人造环境影响着人类的健康。最近 10 年来，辅助技术发展迅猛，新型辅助器具及其使用技术层出不穷。辅助器具是改善、补偿、替代人体功能，提供辅助性治疗以及预防残疾的产品。许多疾病要实现康复，尤其是人体肢体活动运动障碍的康复，都离不开辅助器具。现迫切需要系统、规范地论述专业知识与技能的书籍，为各级医院、各级技能培训学校、专科培训基地提供依据；为患者及其家属提供详细的辅助器具使用方法及注意事项。因此，我们组织四川大学华西医院康复医学中心的专家完成了《辅助器具使用指导》的编写工作。

本书以图文结合的形式详细介绍了辅助器具的基本知识、具体使用方法及规范化避险措施等。为了突出本书的实用性特点，所有章节除以实际医疗工作需要进行论述外，还特别拍摄及绘制了 300 余幅精选插图，通俗易懂的文字描述及图文并茂的排版文式，能让读者更加清楚地理解和掌握各种辅助器具的精准使用方法。本书的知识覆盖面广、康复技术前沿，是学习辅助器具技术的良师益友，也是目前国内难得一见的系统化辅助器具使用指导方面的培训教材、工具书及参考书。本书适用于康复医院、综合医院康复医学科、技能培训学校、假肢矫形中心的医务人员使用，也可以作为患者及其家属开展家庭康复的科普读物。

本书在编写过程中得到了四川大学华西医院的大力支持，中国康复医学会运动疗法专委会主任委员、四川大学华西医院康复医学中心主任何成奇教授给予了积极指导并作序，在此表示衷心的感谢。

由于辅助器具在康复医学领域应用全面、发展迅速，许多理念认知在不断更新、辅助器具及其使用方法也在不断地发明创新，因此，要想囊括当今辅助器具的所有使用指导是很难的。同时，由于编写人员较多，作者撰写风格难以统一，而且时间及编者的水平所限，书中难免有纰漏及瑕疵，真诚欢迎广大读者指正。

2021 年 9 月

目 录
Contents

第一章　教你认识辅助器具

一、辅助器具的概述

第一次世界大战后，因出现了大批的截肢者，德国率先开设了专门生产假肢配件的工厂，这标志着辅助器具行业的形成。最初的辅助器具大多比较简单。随着时代的发展，人们在辅助器具的设计上，开始综合考虑产品的性能、美观、实用性等。人口发展的老龄化、自然灾害的发生以及科学技术的发展，都在推动着辅助器具行业的发展，在全世界范围内形成了巨大的产业链。现阶段，辅助器具的发展方向主要在于创新设计，这直接关系到残疾人的生存质量。

（一）辅助器具的定义

根据国际标准《残疾人用辅助器具·分类和术语》（ISO 9999：2011）及我国标准《康复辅助器具·分类和术语》（GB/T 16432-2016），将辅助器具定义为：能够有效预防、代偿、监测和缓解残障的产品、器具、设备或技术系统。简而言之，对于各类型的功能障碍者，凡是能够提高其生活质量和社会参与能力的任何器具，统称为辅助器具，也可称为康复辅助器具，简称辅具。

2001 年世界卫生组织（WHO）发布的《国际功能、残疾和健康分类》（ICF）提出了"辅助产品"这一概念，该概念包括了辅助器具硬件辅助产品和辅助技术软件辅助产品，在本书统称为辅助器具，即涵盖了硬件产品和软件产品。

辅助器具广泛服务于老年人、伤残患者（图 1-1，图 1-2）等残疾人，它利用现代科学技术和创新设计，改善其生活质量，使其重拾生活信心，促使其回归社会。

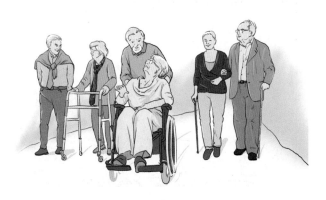

图 1-1　老年人

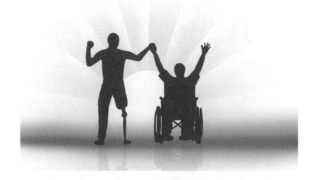

图 1-2　伤残患者

（二）康复工程的理论基础

康复工程是系统地应用技术、方法、科学原理，以满足功能障碍者在教育、康复、就业、交通、娱乐等各方面需要的一类技术或手段的统称。康复工程的目的是应用科技手段，按照补偿、代偿或适应的原则，开发功能障碍者的最大潜能，使其最大限度地实现活动的无障碍。

康复工程在康复治疗中占重要地位，理论基础是人机环境一体化和仿生工程，在此基础上形成了为各种康复目的服务的设施、设备。传统的康复工程大多涉及人体的外部功能，如运动、交流等，基本不涉及内脏相关问题。科技的发展推动着现代康复工程的发展。现代康复工程不仅包含了传统意义的假肢学、矫形器学，还包含了感官康复、神经系统康复、环境控制系统、康复护理技术、设施设备无障碍环境改造、功能评定与检测、康复训练设备、生物信息技术与应用等前沿技术内容。现代康复工程相较于传统的康复工程，其技术含量更高，显微外科、3D 打印技术、新型生物材料等源源不断的新技术不断应用于现代康复工程中（图 1-3 至图 1-5），也使得现代康复工程的产品更具科学化、智能化。

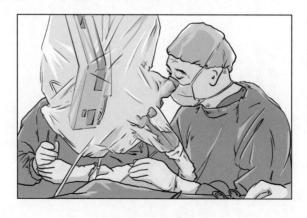

图 1-3　显微外科镜

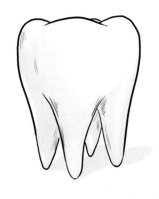

图 1-4　3D 打印的牙齿

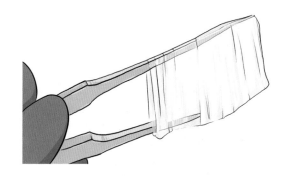

图 1-5　新型水凝胶材料

辅助器具是建立在康复工程学的理论基础之上，在多学科结合条件下设计和生产出的具体产品，是康复工程的重要组成部分。

（三）康复工程产品的相关鉴别与联系

康复工程产品大体上可以分为五类：①功能检测与康复评定系统；②植入式假体；③完成康复治疗需要的康复训练器械；④辅助器具，用于改善伤残患者和老年人的个人医疗、个人护理、个人移动、训练技能、交流和社会参与能力，为改善其生活质量提供支持；⑤康复保健器械，如功率自行车、跑步机等。①②③的主要使用场所为医院，且①和②的主要使用对象为住院患者；③和⑤属于康复器具，目的是治疗疾病和恢复健康；④是辅助器具，目的是克服行动困难，提高生活质量；⑤还可用于健康人群。

二、辅助器具的作用

应用辅助器具的目的是帮助老年人、伤残患者克服生活困难（图 1-6 至图 1-8），提高生存质量，对照 ICF，具体如下。①根据 ICF，身体功能的二级分类有八类，身体功能的损伤（ICF 中 b1~b8）造成活动困难。如偏瘫是身体一侧的功能损伤造成的困难。②根据 ICF，身体结构的二级分类有八类，身体结构的损伤（ICF 中 s1~s8）造成活动困难。如盲人和听力障碍者就是眼、耳和有关结构的损伤造成的困难。③根据 ICF，环境因素的二级分类有五类，环境因素的障碍（ICF 中 e1~e5）造成活动困难。各类功能障碍者在这些环境中均遇到了不同程度的困难。

世界卫生组织在《社区康复指南》中指

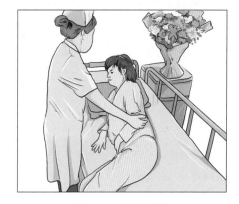

图 1-6　偏瘫患者

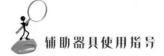

出："对许多残疾人来说，获得辅助器具是必要的，而且是任何发展战略的重要部分。没有辅助器具，残疾人绝不可能受到教育或能工作，以致贫困将继续循环下去。"国际社会对辅助器具已形成共识，辅助器具不仅能够提高功能障碍者的生活质量，而且能帮助这些功能障碍者参与社会活动，甚至脱贫。

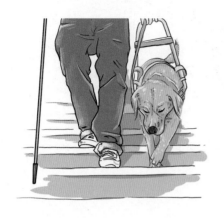

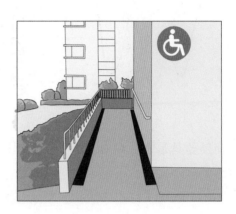

图 1-7　盲人在导盲犬辅助下下楼梯　　　　　图 1-8　无障碍通道

　　根据 ICF 的内容，功能障碍者所遇到的活动困难是自身损伤和环境障碍交互作用的结果。功能障碍者存在不同类型的活动困难，但总有一定的潜能。为了充分发挥其潜能，克服活动困难，需要在潜能和障碍之间构筑一个"通道"，这就是辅助器具的作用；即在辅助器具的帮助下，充分发挥功能障碍者的潜能，补偿或代偿其功能障碍。只有用辅助器具来构建无障碍环境，才能使功能障碍者和健全人平等参与和共享社会文明。

　　辅助器具的具体作用分为三类：①补偿，即补充原有的功能。某些残疾人或老年人由于身体功能的减弱，导致某些活动的困难；如果还有残留潜能，可以通过辅助器具的补偿来增强已减弱的原有身体功能来克服困难。如残存听力者（听力潜能）通过佩戴助听器来补偿减弱的听力，可以重新听到外界的声音，此为助听。此外，还有助行、助视、助说等。②代偿或替代，即替代原有的功能。某些残疾人或老年人原有的功能基本丧失，即没有潜能可以利用，又无法通过补偿方式增强原有身体功能时，只能依靠辅助器具发挥其身体的其他功能，替代失去的功能。如盲人可以使用发挥触觉和听觉潜能的辅助器具（盲杖、超声导盲装置、盲文读物等）代偿已失去的视觉功能，此为代视。此外，还有代听、代说、代行等。③适应，即康复辅具适应环境。某些残疾人或老年人无法通过补偿或代偿实现活动参与，只能用辅助器具来适应环境，进而实现活动参与。如乘坐轮椅的功能障碍者遇到台阶便无法继续前进，这就需要依靠改造环境如坡道来完成上下台阶的活动。

三、辅助器具的产品分类

针对不同类型的功能障碍，有对应的各种不同类型的辅助器具。由于类型不同，为了便于查询、应用和管理，特别是建立和使用辅助器具数据库，主要有以下三种分类方法。

（一）按照使用人群分类

按照六类残疾人相应的六类功能障碍者分类，即视觉障碍者、听觉障碍者、言语障碍者、肢体障碍者、智力障碍者、精神障碍者，相应的辅助器具分为视觉障碍辅具、听觉障碍辅具、智力障碍辅具、肢体障碍辅具。此分类方法的优点是简单方便，便于理解，是目前国内较为常用的分类方法；缺点是分类依据不唯一，科学性差，反映不出辅助器具的本质区别，如视觉障碍者和智力障碍者服药时均需要配药盒，但他们的需求却不一样。

（二）按照使用环境分类

不同的辅助器具可用于不同的环境。ICF 将辅助器具使用环境分为九大类，分别为生活用、移动用、交流用、教育用、就业用、文体用、宗教用、居家用、公共用。其在"环境因素"部分的"产品和技术"中列出了普通产品和辅助产品（表1-1）。该分类方法的优点为使用方便、针对性强，缺点是反映不出辅助器具的功能区别。

表 1-1　ICF 辅助器具分类

编码	名称
e1151	个人日常生活用辅助产品和技术
e1201	个人室内或室外移动和运输用辅助产品和技术
e1251	交流用辅助产品和技术
e1301	教育用辅助产品和技术
e1351	就业用辅助产品和技术
e1401	文化、娱乐和体育用辅助产品和技术
e1451	宗教和精神活动时间用辅助产品和技术
e150	公共建筑物的设计、施工及建造的产品和技术
e155	私人建筑物的设计、施工及建造的产品和技术

（三）按照使用功能分类

国际标准 ISO 9999 按照功能对辅助器具进行分类。经过不断更新，最新版本更新于 2016 年，即《康复辅助器具分类和术语（GB/T 16432-2016）》，其将辅助器具分为了 12 个主类、130 个次类、780 个支类（表1-2）。在该分类方法中，每一类辅助器具均有自己的 6 位数代码。6 位数中，前两位表示主类代码，中间两位数表示次类代码，最后两位数表示支类代码，每类辅助器具的代码均是唯一的。代码能反映各类辅助器具在功能上的联系和区别，并且有利于统计和管理。但在个人使用时，该分类方法不太方便，故在国内尚未广泛运用。该分类方法，又可划分为个人使用和机构使用，在12个主类中有8个主类（04、06、09、12、15、22、27、30）均为个人使用，另外4个主类（05、18、24、28）为个人和机构均可使用，这说明辅助器具以个人使用为主。

表1-2　康复辅助器具分类

主类（代号及名称）	次类数量	支类数量
04 个人医疗辅助器具	18	63
05 技能训练辅助器具	10	49
06 假肢矫形器	9	101
09 个人护理和防护辅助器具	18	128
12 个人移动类辅助器具	16	103
15 家务辅助器具	5	46
18 居家和其他场所的家具及其适配件	12	72
22 信息沟通辅助器具	13	91
24 物品和器具操控辅助器具	8	38
27 环境改善与评估辅助器具	2	17
28 就业与职业训练辅助器具	9	44
30 休闲辅助器具	10	28

（四）中国康复辅助器具目录

为了推动我国康复辅助器具产业的发展和科学管理，加强康复辅助器具产品服务规范化引导，参照国际标准ISO9999-2011，结合我国康复辅助器具产业发展的实际，中华人民共和国民政部组织制定并发布了《中国康复辅助器具目录》（简称《目录》）。首次列入《目录》的有12个主类、93个次类和538个支类，共计1001个产品。《目录》的发布，意味着民政部对康复辅助器具实行目录管理。

《目录》所列举的产品并非康复辅助器具的全部，还有很多辅助器具未纳入其中。随着我国康复辅助器具产业和行业的发展，我国康复辅助器具产品必将覆盖越来越多的康复辅助器具门类，《目录》的范围也将随之扩展。

四、辅助器具的适用人群

功能障碍的类型不同，辅助器具的使用人群也相应有所不同，大致可以划分为以下三类：①残疾人，据中国残疾人联合会2010年的调查数据显示，我国残疾人总人数为8502万人，约占全国总人口数的6.21%。此类人群为了能正常生活，需要依靠辅助器具发挥其潜能。例如，截肢者需要依靠假肢来帮助其完成行走的功能，听力障碍者需要依靠助听器来帮助其完成听觉的功能。②老年人，国家统计局的数据显示，2019年末，我国65岁及以上老人占总人口的8.9%。此类人群可能没有身体残疾，但随着年龄增加，身体各方面功能随之下降，需要依靠辅助器具完成生活自理。例如，老年人如厕时，不能长时间处于蹲位，而坐便器能很好地解决这一问题；老年人腿脚活动能力下降，不能长时间行走，轮椅或拐杖都可以作为辅助器具解决其困难。③暂时性功能障碍者，由于病情原因，患者有短期的功能障碍，需要依靠辅助器具完成正常生活。例如，下肢骨折患者，患侧肢体暂时不能负重行走，需依靠助行器或者拐杖帮助其行走。可见，不同类型的功能障碍对辅助器具的需求是不一样的。

五、辅助器具的选用

适配辅助器具不是越贵越好，也不是功能越多越好。辅助器具要根据每个人不同的需求进行适配，目的是发挥使用对象已有的功能以及更好地改善其功能障碍，须通过"评估—适配—训练—再评估"的流程后才能交给使用对象使用，发挥辅助器具最大的效果。辅助器具须具备以下基本原则：①适人，即辅助器具符合使用对象个体特征的要求。②适合，即辅助器具符合使用对象康复、生活、工作环境的要求。③适时，即选择合适的时机应用及更换辅助器具。

（一）机构选用原则

由政府相关机构出资为残疾人提供免费或补助的辅助器具时，应考虑资金的有效利用，按照需求排序，优先满足儿童、新残疾人（6个月以内发生的残疾）、就业需求强烈的对象为主。关于辅助器具的使用类型，儿童以认知学习类、训练重建身体功能类、预防或矫正畸形类的辅助器具为主，中青年以生活自助器具类、家庭康复训练类、学习类、就业技能类、提高生存质量类的辅助器具为主，老年人和重度残疾人以具有保护性、有利于看护者的辅助器具为主；社区以适合老年人、残疾人使用为标准的康复训练类、文体娱乐类的辅助器具为主。

（二）个人选用原则

1. 根据个人需求 当一个人有多个辅助器具需求或多个康复目标但又受经济条件制约时，可参考马斯洛的需求层次理论来选用（图1-9）。

（1）第一需求层次：即满足生理需求和安全需求，主要表现为身体功能和结构障碍需要的补偿，如家用呼吸机、制氧机、轮椅等。

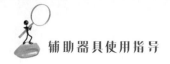
马斯洛需求层次理论

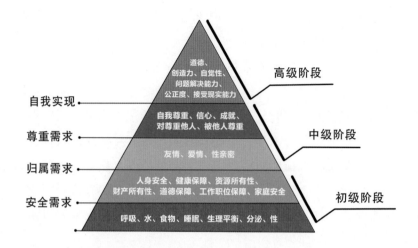

图 1-9 马斯洛需求层次理论

（2）第二层次需求：即满足社会需求，主要体现为残疾人投入到生活情景（家庭生活、人际交往）的需求。如信息沟通类辅助器具、技能训练类辅助器具等。

（3）第三层次需求：即满足尊重与实现自我价值的需求，主要体现为残疾人从事有意义的工作及全面参与文化体育、休闲等高质量生活的需要。如休闲娱乐辅助器具、计算机输入辅助器具等。

2. 根据个体的最终康复目标选择相应的辅助器具

（1）独立生活目标：使用者在辅助器具的帮助下，能独立完成衣、食、住、行的目标。

（2）接受教育目标：使用者在辅助器具的帮助下，能在学校或支援教室里受到教育，实现教育康复的目标。

（3）从事职业目标：使用者在辅助器具的帮助下，能使其从事一份有意义的工作，体现个人价值，实现职业康复的目标。

（4）社会康复目标：使用者在辅助器具的帮助下，能参与社区、文化、体育、休闲等活动的目标。

（三）辅助器具选用顺序

1. 按照辅助器具的作用顺序　采用"补偿—代偿—适应"的顺序配置。在对功能障碍者配置辅助器具时，首先考虑补偿类辅助器具，代偿类辅助器具次之，最后再考虑适应类辅助器具。只要有残留潜能，就要利用辅助器具成分发挥其潜能，避免功能的进一步下降。原则是能补偿则补偿，不能补偿则代偿，不能代偿则适应，以便充分发挥其身体的原有功能，实现完善的活动功能。

2.**按照 BAD 顺序** 采用"购买—改制—设计"的顺序配置。购买（buy，B），即在现有辅助器具中选购；其优点是经济、快捷，缺点是适配性较差。改制（adapt，A），即从当前的市场上购买不到合适产品时，选择功能相近的辅助器具加以修改，其优点是适配性较好，缺点是费时。设计（design，D），即市场上的成品或不能满足使用对象的需求，需要重新设计，量身定制；优点是适配性好，缺点是获取周期长、经济成本高。

六、辅助器具的发展现状

在我国，辅助器具历史悠久。新石器晚期——齐家文化时期的随葬品中出现了陶制假足（图 1-10），很有可能是世界上发现最早的实物假肢。此外，《晏子春秋》中记载，晏婴为劝诫齐景公削减酷刑而说的"踊贵而屦贱"（公元前 539 年，齐景公 9 年）中的"踊"，即为春秋时期受足刑后所用的一种鞋，即现代假肢的雏形。

目前，发达国家辅助器具的创新设计及服务发展处于领先水平。其中，日本由于严重的老龄化问题，对于辅助器具的研发和创新极为重视，助行器、假肢、轮椅、洗浴类辅助器具等处于世界领先水平。此外，日本具有完善的老年福利政策、看护险等政策，极大地刺激了辅助器具的普及和发展。

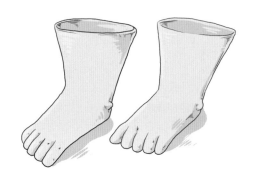

图 1-10 陶制假足

我国的辅助器具尚处于发展阶段，设计水平、创新机制、研发能力等均较落后，主要体现在以下三个方面：①品种少，品质差。与发达国家相比，我国的辅助器具在种类上还很单一，主要以假肢、矫形器、轮椅、拐杖等常见器具为主。仅仅满足了残疾人的基本功能，未满足高品质的需求。②研究少，研发少。我国的近现代康复辅助技术发展缓慢，与之相关的研究非常欠缺，从事该行业的研究人才、企业均较少，缺乏"产—学—研—用"的全链条发展，极大地限制了高水平辅助器具的推广和应用。③设计少，创新少。相比国外的辅助器具，我国的设计水平还处于初级的结构设计和仿造阶段，对于设计知识产权的认识和保护存在不足。很多不同厂家

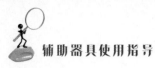

的辅具产品，无论在结构方面，还是在外观方面，都非常类似，缺乏创新的内在推动力。这些年，中国的工业设计在很多快消品领域（如手机）已经取得了不错的效果，但在康复辅助器具领域尚处于起步摸索阶段。

　　辅助器具是面向残疾人的技术创新、情感关怀及艺术隐喻，是集实用与审美于一体的民生创新设计。随着老龄化日益深入带来的巨大市场刚需，辅助器具的创新设计将被赋予更大的发展空间和存在基础，具有良好的发展前景。

（吴姁怿　李艾娟）

第二章　矫形器使用指导

第一节　矫形器基本概念

一、矫形器概述

矫形器又称为支具，主要用于人体躯干、四肢等部位，是可代偿神经肌肉和骨骼系统的结构或功能特性的体外支撑装置。其可以稳定、预防和纠正畸形，提高和补偿功能，以满足使用者的功能需要，提高生活质量，主要用于治疗骨关节疾病、神经系统疾病、神经肌肉麻痹等造成的运动功能障碍。

随着各项康复医学技术的发展，以及人们对骨骼、肌肉、神经系统等生理结构及病变的深入研究，康复工程学得到了迅速发展，并分支出专门研究矫形器原理、制作、装置及工艺技术的学科——矫形器学。我国肢体残疾人约有 1122 万人，其中需要矫形器治疗者占 28.9%~46%，许多疾病在经过内、外科治疗后仍然需要装配矫形器以预防、纠正畸形或代偿失去的功能。随着矫形技术的不断提升，现代矫形器的研发、制作、装配在近年来有了很大的进步，并朝着智能化、人机一体化、仿生控制方向发展，这对残疾人回归家庭、回归社会有着十分重要的作用。

二、矫形器的分类

1996 年，国家质量技术监督局参照 ISO 国际标准，制定了我国假肢矫形器国家标准，系统规范了矫形器的命名。2004 年，国家质量技术监督局又参照《残疾人专用辅助器具·分类和术语》（ISO 9999-2002），重新制定了《残疾人辅助器具·分类和术语》（GB/T16432-2004）。

根据《残疾人辅助器具·分类和术语》，可以根据矫形器的装配部位、康复治疗阶段、治疗目的、矫形器材料进行分类。医生在开具矫形器处方时，不是按照疾病的名称选择，而是综合考虑患者肢体功能障碍的种类、程度，以及患者年龄、心理状态、社会和家庭支持系统，选出最合适的矫形器。选择矫形器时，需要康复治疗师对患者家居环境进行评估，选择适合患者家居生活使用的矫形器。

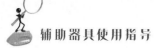

（一）按矫形器的装配部位分类

1.上肢矫形器　可分为肩肘腕手矫形器（图2-1）、肘腕手矫形器、腕手矫形器（图2-2）、手矫形器等。上肢矫形器主要为患侧肢体提供牵引力，控制异常活动，起到固定、支持、制动的作用，纠正畸形，支持部分瘫痪肢体完成精细动作和日常活动。其主要适用于消除上肢关节和腱鞘的炎症、上肢部分神经损伤恢复、促进骨折愈合等。

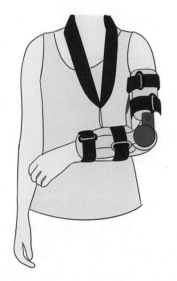
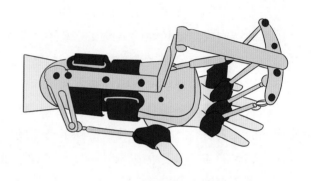

图2-1　肩肘腕矫形器　　　　　　　图2-2　腕手矫形器

2.下肢矫形器　可分为髋关节矫形器、膝关节矫形器、膝踝足矫形器、踝足矫形器、足矫形器等（图2-3）。下肢矫形器主要作用是支撑体重，减轻下肢负重；辅助或替代肢体功能，限制下肢关节不必要的活动；补偿下肢功能，维持下肢的稳定性，改善站立和行走能力；预防和纠正畸形。

3.脊柱矫形器　可分为颈部矫形器、胸腰骶部矫形器（TLSO）、腰骶部矫形器（LSO）等（图2-4，图2-5）。脊柱矫形器的主要作用是固定和保护躯干，矫正脊柱的异常姿势；减轻躯干的局部疼痛，防止病变部位受到进一步的损伤；支持已麻痹的肌肉，预防和纠正畸形；通过支持躯干、运动限制及对脊柱对线的再调整，达到矫治脊柱疾病的目的。

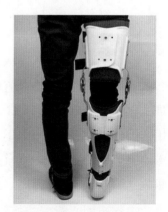

图2-3　下肢矫形器

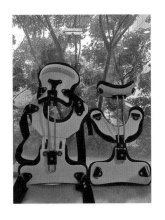

图 2-4 胸腰骶部矫形器

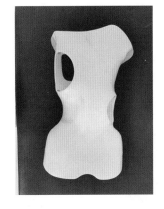

图 2-5 腰骶部矫形器

（二）按康复治疗阶段分类

按康复治疗阶段，矫形器可分为临时用矫形器、治疗用矫形器、功能代偿性矫形器。

（三）按康复治疗目的分类

按康复治疗目的，矫形器可分为固定性矫形器、活动性矫形器、矫正性矫形器、免负荷性矫形器。

（四）按制作材料分类

按制作材料，矫形器可分为石膏矫形器、塑料矫形器、金属矫形器、皮质矫形器、织物矫形器、碳纤维矫形器等。

三、矫形器的作用

（一）矫形器的主要功能

1. 制动 矫形器通过固定生物力学来禁止肢体的活动，将不稳定的肢体固定于功能位。

2. 牵引 矫形器通过矫正、控制生物力学功能，对身体组织进行拉伸、牵引，缓解压迫的症状，矫正畸形。

3. 稳定与支持 矫形器通过控制肢体或躯干的异常运动，稳定关节，引导关节的正常活动，保持关节的稳定性，恢复承重和运动功能。

4. 固定与纠正 对于已出现畸形的肢体或躯干，矫形器通过固定病变部位，维持关节的正常对线和活动范围，促进病变的恢复，纠正畸形或防止畸形加重。

5. 保护与减轻负荷 矫形器通过固定病变的肢体或关节，限制其异常活动，保持肢体、关节的正常对线关系，减轻或免除下肢承重关节的轴向负荷。

6. 代偿与助动 某些矫形器中橡皮筋、弹簧等可以提供动力或储能，代偿已

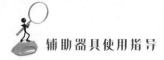

经失去的肌肉功能；或者给予肌力较弱部分一定的助力，辅助肢体活动或使瘫痪的肢体产生运动。

7. 抑制站立、步行中的肌肉反射性痉挛　通过控制关节运动，减少站立、步行中的肌肉反射性痉挛。

8. 改善站立和步行　矫形器通过运动控制、减轻负荷，补偿下肢长度的方式，控制下肢关节活动，平衡下肢长度，维持下肢的正常对线，改善下肢的承重功能，提高站立和步行能力。

（二）穿戴矫形器的不良反应

使用矫形器的一个重要原则是将其视为暂时的工具，一旦患者症状改善或功能恢复，就应尽早放弃矫形器，因为长时间穿戴矫形器可能会产生以下不良反应：①制动诱发的失用性肌萎缩与肌无力；②降低关节的活动度与稳定性；③诱发骨质疏松；④加重肌痉挛；⑤压力性损伤的发生；⑥产生心理依赖。

四、矫形器的日常维护与保养

指导患者及其家属掌握矫形器的结构、特点、使用方法，以及矫形器对治疗和预后的影响、佩戴矫形器康复的意义，可以帮助患者及其家属对矫形器有正确的认识，以配合安装和使用。

（一）矫形器穿戴的维护

1. 穿戴时间　根据治疗需要确定穿戴矫形器的时间。例如，脑卒中后的偏瘫患者早期穿戴上肢吊带对预防和治疗肩关节半脱位有积极意义；但进入 Brunstrom Ⅲ～Ⅳ期后，痉挛期患者通常不会出现拉伤或肩关节半脱位，无须继续使用吊带，否则会增加肩关节内收、内旋等畸形的发生率。

2. 穿戴稳定牢靠　矫形器穿戴在肢体上要稳定，避免松脱而影响治疗效果；矫形器的辅助件如螺丝、弹簧、弹力皮筋要牢靠，否则会造成组织损伤；矫形器的压力过大会影响肢体的血液循环。因此，穿戴矫形器时应随时观察肢体有无肿胀、皮肤颜色有无异常，特别是在首次穿戴的前两天，应特别注意；夏天应避免汗水的浸泡，防止皮肤感染。若有异常情况，应及时调节固定带或松解矫形器。

3. 训练和使用　矫形器正式使用前，要进行试穿（初检），了解矫形器是否符合处方要求，舒适性及对线是否合适，动力装置是否可靠，并进行相应的调整；指导患者穿脱矫形器，可以穿戴矫形器进行一些功能活动；训练后，检查矫形器的装配是否符合生物力学原理，是否达到预期的目的和效果，了解患者使用矫形器后的感觉和反应，此过程称为终检。终检合格后方可交付患者正式使用。对于需要长期使用矫形器的患者，应每 3 个月或半年随访一次，以了解矫形器的使用效果和病情变化,必要时进行修改和调整。

4.定期复查 了解患者穿戴矫形器的情况,提出下一阶段的治疗方案,对矫形器进行调整和修改,必要时给予更换(图2-6)。

部分患者在使用矫形器并取得疗效后,对矫形器产生了心理依赖性,在功能完全恢复、症状明显改善的情况下仍然希望借助矫形器得到支撑与保护,这不利

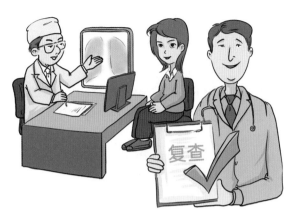

图 2-6 定期复查

于机体组织的功能恢复和发挥。经过矫形器治疗一段时间后,医生应及时测评患侧肢体功能,根据患者的功能恢复情况决定是否继续采用矫形器治疗。对于无须继续使用矫形器但又对矫形器存在依赖心理的患者,医生应耐心向患者解释,同时对其进行试验性训练,以消除其顾虑。

（二）矫形器的维护和保养

矫形器的制作材料有很多种,其使用年限亦受限。对大部分患者来说,使用矫形器是一个较长的过程。因此,做好矫形器的维护与保养,是保证治疗效果、充分发挥矫形器作用、延长矫形器使用寿命的重要措施。

为了能最大限度地延长矫形器的使用寿命,并发挥正常功能,要对矫形器进行定期维护与保养,经常清洗并保持干燥;检查各螺丝、接口的地方是否牢固;对于低温材料制作的矫形器,存放时应远离热源。在患者穿戴矫形器治疗的过程中,嘱咐患者做到以下几点:①按要求穿戴矫形器;②保持矫形器干燥,防潮防锈,保持矫形器清洁;③金属关节部位经常涂抹润滑油;④暂不使用矫形器时,将矫形器放于安全的位置,防止重物的挤压;⑤避免矫形器接触到锐器;⑥避免将矫形器置于高温下烘烤,避免阳光下曝晒,尤其是低温热塑材料;⑦避免用高浓度洗涤剂清洗,更不能接触化学物品,可使用清水或中性肥皂清洗、擦干;⑧若发现松动、破损等问题,应及时送交制作部门处理。

（陈佳佳 曾敬茹）

第二节 颈部矫形器使用指导

颈部矫形器是用于限制部分或全部颈椎运动的矫形器。其主要作用是通过固

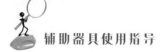

定、限制、支撑等减少颈椎的负荷和运动，从而达到保护、预防和治疗各种颈椎疾病的作用。颈部矫形器可分为两大类：一类是预制品，可以快速装配，包括软海绵围领（图 2-7）、塑料围领（图 2-8）、费城围领、胸枕颌固定矫形器、头环式颈椎矫形器等；另一类是需要定制的模塑制品，如定制-模塑的头颈胸部矫形器等。各种颈椎矫形器的材料、结构、安装部位不同，其对颈椎功能的控制能力也不同。

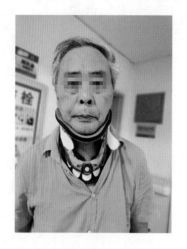
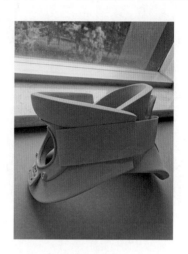

图 2-7　软海绵围领　　　　　　图 2-8　塑料围领

一、颈部矫形器的适用人群

（一）软海绵围领

软海绵围领通常采用软式泡沫海绵或聚氨酯泡沫塑料制成；外包棉布套，后侧闭合处通常都是自粘式的结构，重量轻，易于清洗；围领上端为曲线性状，穿戴舒适性好，符合人体的生理功能。

1.适应证　适用于颈部的软组织损伤、轻度的骨性损伤、颈椎病的预防和康复等。

2.禁忌证　禁用于颈部韧带或颈椎损伤的患者，因为这种围领不能真正有效地限制颈椎的运动。

（二）塑料围领

塑料围领通常采用薄的聚乙烯塑料板制成，边缘镶有塑料海绵。塑料围领多为预制品，可分为两种类型：一般的塑料围领和可调节的塑料围领。可调节的塑料围领分为上下两层，可以调节围领的高度。

1.适应证　塑料围领适用于治疗较严重的颈部软组织损伤和颈椎病，矫正颈部畸形，预防颈部瘢痕组织的挛缩。

2.禁忌证　塑料围领禁用于开放性的颈椎骨折与脱位、韧带的损伤。

（三）费城围领

费城围领多采用聚乙烯泡沫塑料板与附加的硬塑料板增强条，是分为前后两片的预制品。前后方各有一块增强板材，两侧由尼龙搭扣黏合固定。围长可以调节，能与颈部全面接触，有的前面还带有气管插管开口孔。费城围领适用气管插管且需要佩戴颈部支具的患者（图2-9）。

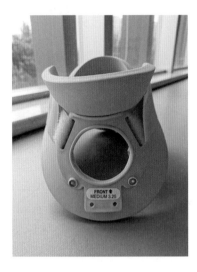 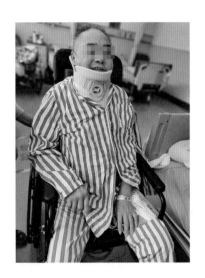

图 2-9　费城围领

1.适应证　费城围领适用于颈椎稳定性损伤、软组织扭伤、慢性劳损、退行性颈椎病、颈椎关节炎等患者；也可用于穿戴各种严格限制颈椎运动的矫形器数周或数月之后的患者。

2.禁忌证　费城围领禁用于下颌部、枕部、胸部或上胸部不能耐受压力的患者，也禁用于颈椎不稳定性损伤的患者。

（四）充气式围领

充气式围领多由软塑料或橡胶制成，具有重量轻、柔软性好、对皮肤无刺激、透气性好、携带方便、使用舒适等特点。充气式围领充气成形时符合人体生理曲度，可以保护颈前敏感区不受压，调节牵引作用和固定作用。这种矫形器较为实用，因为每个人的颈部尺寸和轮廓都不相同，此种矫形器可以根据不同的人调整充气量，将颈部固定于理想的姿势，进而达到预期作用。

1.适应证　充气式围领适用于神经根型颈椎病、颈椎骨质增生等人群，主要可用于颈椎的牵引缓解，也对长时间工作、学习或驾车造成的颈部疼痛等症状有明显的缓解效果，长期使用可起到颈部保健的作用。

2.禁忌证　充气式围领禁用于严重的颈部软组织损伤、颈椎不稳定性损伤及颈椎开放性损伤等患者。

（五）钢丝颈托

钢丝颈托是根据患者颈部形状和测量数据，由钢丝制作，外衬软性材料和布料。该矫形器可以限制颈部屈曲运动。

1. 适应证　钢丝颈托适用于预防和治疗颈部烧伤后、整形术后的瘢痕挛缩和颈部畸形患者，也可用于颈部软组织损伤和颈椎病患者。

2. 禁忌证　钢丝颈托禁用于严重的颈部软组织损伤、颈椎不稳定性损伤及颈椎开放性损伤等患者。

（六）杆式颈椎矫形器

杆式颈椎矫形器多采用金属板或塑料板制成，其下颌托、胸托、枕托与后背之间用金属杆作为连接（图2-10）。按连接杆的数量可以分为二杆结构式、三杆结构式和四杆结构式。一般的杆式颈椎矫形器胸托、背托的下缘与费城围领相似，可以向下延伸至胸骨剑突水平，形成颈胸矫形器（CTO）。

1. 适应证　杆式颈椎矫形器适用于颈椎融合术后、颈椎的稳定性骨折和颈椎关节炎患者。扩展型的杆式颈椎矫形器适用于中、下颈椎稳定性骨折和关节炎症。

2. 禁忌证　杆式颈椎矫形器禁用于颈椎的不稳定骨折患者，也不适合用于下颌、枕部、胸部、背部不能耐受压力的患者。

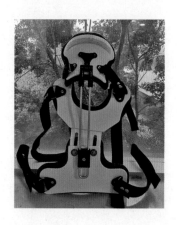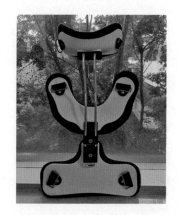

图 2-10　杆式颈椎矫形器

（七）胸枕颌颈部矫形器

胸枕颌颈部矫形器（SOMI）也是一种杆式颈椎矫形器，由金属板或塑料板内衬塑料海绵制成的托板与一些固定带构成（图2-11）。其特点是矫形器的下部只有胸托板，没有后背托板，可以方便患者在仰卧位穿戴。

1. 适应证　胸枕颌颈部矫形器适用于颈椎融合术后和颈椎稳定性骨折患者，也常用于去除头环式颈胸矫形器（Halo CTO）之后的患者。

2. 禁忌证　胸枕颌颈部矫形器禁用于颈椎不稳定的损伤患者，特别是禁用于

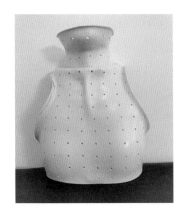

图 2-11　胸枕颌颈部矫形器

颈椎伸展型不稳定的损伤患者。

（八）定制 - 模塑颈椎矫形器

定制 - 模塑颈椎矫形器多采用高温塑料板在患者头、颈部的石膏模型上模塑成型，或用低温塑化塑料板直接在患者身上模塑成型。其一般分为前后两片，用条带系紧，有较好的控制旋转、侧屈、屈曲运动的作用（图 2-12）。

1. 适应证　定制 - 模塑颈椎矫形器适用于严重的颈部扭伤、颈椎骨折术后固定患者，以及颈椎骨折、颈椎脱位、颈韧带损伤后颈椎固定的患者等。如果将模塑的头颈胸矫形器向下延长至能包住骨盆，则可成为头颈胸腰骶部矫形器（HCTLSO），可用于治疗脊柱的多发性损伤。

2. 禁忌证　定制 - 模塑颈椎矫形器禁用于颈部皮肤不能忍受压力的患者，如颈椎的开放性损伤、下颌或枕部有合并症的患者等。

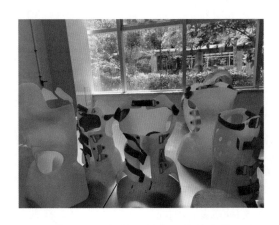

图 2-12　定制 - 模塑颈椎矫形器

（九）头环式颈胸矫形器

头环式颈胸矫形器又称哈罗支具，分上下两部分：上部是一个颅骨环（用定位销钉固定在颅盖骨上的金属圆环），并用四根立杆与颈胸矫形器相连接；下部是一个热塑性塑料板模塑的胸部背夹（包括一个胸托板和一个背托板），颅骨环与胸部背夹之间的立杆长度是可调的。头环式颈胸矫形器是固定性能最好的颈部矫形器（图2-13）。

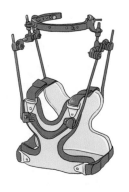

图 2-13 头环式颈胸矫形器

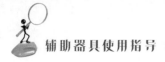

1. 适应证　头环式颈胸矫形器适用于颈椎骨折和滑脱术后的外固定患者。对于多发性脊椎骨折患者，需要增加一个石膏背心或增加一个胸腰骶矫形器。头环式颈胸腰骶矫形器也适用于脊柱侧突矫形术后的患者。

2. 禁忌证　头环式颈胸矫形器禁用于合并颅骨骨折的患者。

二、颈部矫形器的使用方法

（一）软海绵围领

软海绵围领多用预制品，使用时应注意正确地选择合适的型号。将围领置于使用部位后，搭扣在前，调整固定于患者的患处，使头部维持在两眼平视的位置，防止头颈下垂、后仰、扭动，保护颈椎，减轻颈部压力。松紧度可调节，以感觉松紧适宜为准。

（二）塑料围领

在使用塑料围领时应正确选择或调节其围长和高度；将围领前片朝前，后片置于后颈，前片上缘应托住下颌，前片下缘越过锁骨时应无压痛感；调节松紧、颈围大小至合适位置后，粘贴魔术扣固定，固定时间一般为30~60分钟或遵医嘱；固定完毕后，松开魔术扣，然后取下即可。

（三）费城围领

在使用费城围领时，选择大小合适的围领后，将围领的后片放至患者的颈后，使围领居于中央；将患者的下颚安稳地置于围领前片的凹槽内，围领前片压住后片，以保证有效的固定和舒适性；通过魔术贴从两边调整，在不影响患者正常呼吸的情况下系紧颈托。

（四）充气式围领

软塑料制成的充气式围领在使用时充气戴于颈部。橡胶制成的充气式围领在使用时先戴在颈部，再充气，依照人类颈部、头部的自然弧形，穿戴舒适，调整好位置后通过魔术贴前后扣合，充气泵与充气嘴连接好，握住充气泵把手沿上下方向运动，缓慢注入空气，当感到脖子有拉伸感或充气泵有阻力时即停止。

（五）杆式颈椎矫形器

杆式颈椎矫形器是以下颌–胸骨切迹距离的尺寸分型号。一般型号不多，应注意调节成合适的高度。四杆结构杆式颈椎矫形器可以便捷地调节高度。杆式颈椎矫形器的使用方法同塑料围领。

（六）胸枕颌颈部矫形器

胸枕颌颈部矫形器的使用方法同杆式颈椎矫形器。这种矫形器容易穿脱。在使用前医生应注意向患者解释矫形器的作用，取得患者的积极配合，使患者能坚持使用，不要自行脱掉矫形器。

（七）定制–模塑颈椎矫形器

定制–模塑颈椎矫形器有良好的固定功能和正常对线。矫形器的上缘应包住下颌和枕部，能够与皮肤全面接触。穿戴好之后应该不会感到疼痛，对上肢运动和进食无明显的影响。

（八）头环式颈胸矫形器

头环式颈胸矫形器的颅骨环直径应比颅骨的最大直径大约 1 厘米。该矫形器至少有四个拧紧的颅骨钉，前方的两个颅骨钉应位于眼眉外侧 1/3 的上方 1 厘米，后方的两个颅骨钉位于与前方两个颅骨钉完全相对的位置。紧急情况下，胸背部夹可以快捷取下。仰卧位穿戴和调节矫形器立杆的长度时，无须移动患者。使用头环式颈胸矫形器时应做好伤口的护理，预防感染。穿戴上该矫形器之后应检查所有需要固定的部件并经常检视，特别是颅骨钉，避免松动。

三、颈部肌力训练

肌肉骨骼系统疾病与周围神经系统疾病常导致患者的肌力减退和运动功能下降。肌力训练的目的在于运用各种康复训练的方法逐渐加强肌肉力量和肌肉耐力，改善关节的运动功能。同时肌力训练有利于预防各种骨关节疾病术后患者的肌肉萎缩，促进肌肉功能恢复。适度的体育锻炼可以调整颈部各组织间的相互关系，使相应的神经肌肉得到规律的牵拉，促进颈部活动功能的恢复，增强颈椎的稳定性。

（一）颈部医疗体操

颈部医疗体操可以通过颈部各个方向的放松性运动，促进颈椎区域血液循环；同时牵拉颈部韧带，放松痉挛的肌肉，增强颈部肌肉对疲劳的耐受性，改善颈椎的稳定性，巩固治疗效果。颈部医疗体操在各型颈椎病的症状缓解期或术后均可应用，是提高和巩固疗效的重要手段；但进行体育锻炼的方法因人而异，应注意颈部运动的强度。每日运动 1~2 次，每次 20~30 分钟，以训练后不引起原有症状加重为宜，避免过度训练引起的损伤。脊髓型颈椎病和椎动脉型颈椎病发作期应当限制活动。对于颈椎不稳定性骨折等患者，颈椎肌力训练的方法应严格遵医嘱进行。

1. 颈部医疗体操的训练方法

（1）双掌擦颈：患者站位或坐位，十指交叉于后颈部，左右来回摩擦，共做100 次（图 2-14）。

（2）前屈后伸：患者站位或坐位，肩膀放松，缓慢将头向前弯，回复到中间位置，再慢慢将头向后弯，回复到中间位置，共做 10 次（图 2-15）。

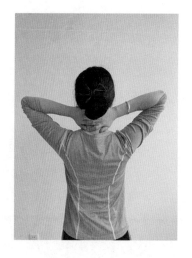
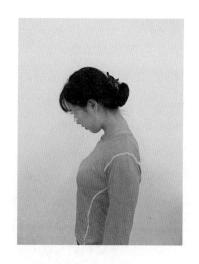

图 2-14　双掌擦颈　　　　　　图 2-15　前屈后伸

（3）头手相抗：患者取站位或坐位，双手十字交叉，紧抵头后枕部。头颈向后用力，双手则用力向前抵头部，持续对抗数秒后还原，共做5次（图2-16）。

（4）左顾右盼：患者取坐位或站位，双手叉腰，头颈轮流向左、向右旋转。当转到最大限度时（以自觉酸胀为宜），稍稍转回后再超过原来的幅度，双眼亦随之尽量朝后方或上方看，两侧各做10次（图2-17）。

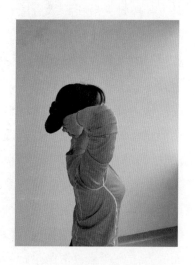
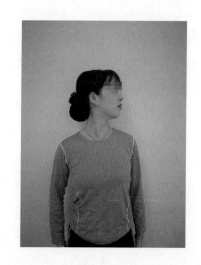

图 2-16　头手相抗　　　　　　图 2-17　左顾右盼

（5）摇头晃脑：患者取站位或坐位，双脚分开，与肩同宽，双手叉腰或自然下垂，保持头颈部位放松，缓慢转动头部（幅度偏大较好），顺时针方向与逆时针方向交替转动头部，共做8次。在做该动作时，注意身体不要随着头部运动（图2-18）。

（6）双手托天：患者取坐位或站位，双手举过头，掌心向上，仰视手背5秒（图2-19）。

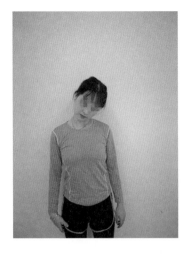

图 2-18　摇头晃脑

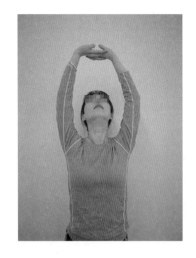

图 2-19　双手托天

2. 颈部医疗体操锻炼时的注意事项　锻炼方法有多种, 若锻炼不当, 不仅不能起到巩固疗效的目的, 还会导致病情复发。所以, 在运动时一定要注意以下要点:

（1）慢: 运动时, 动作尽可能放慢, 防止出现头晕、头痛。

（2）松: 运动时, 颈部肌肉一定要放松, 尽量不用力, 使肌肉、关节得到舒展, 促进气血流通, 加快身体康复。

（3）静: 排除杂念, 专心练习, 怡然自得, 可对身心健康起到良好的调节作用。

（4）恒: 锻炼要持之以恒, 每日 1~2 次, 每次应量力而行。练习后应自我保健按摩, 如捏一捏肩颈肌肉, 点按风池、大椎、肩井穴, 能达到满意的效果。

（二）颈椎牵引联合颈椎康复体操训练

颈椎的特殊生理构造决定了颈椎肌肉群的劳损程度较高。颈椎劳损可导致颈部肌群肌纤维退变和正常肌关节紊乱。颈部肌肉群的肌力改变是导致颈椎病患者颈部功能退化及颈部疼痛的主要因素, 是颈椎病发生发展的重要因素。采用颈椎牵引联合颈部康复操训练, 可有效缓解颈椎病患者的颈部肌肉群疲劳, 提高肌肉的做功能力。但此法禁用于合并严重颈部创伤患者、颈部外伤或外科手术史者、颈椎先天畸形及椎骨破坏者。训练方法如下:

（1）患者放松直立, 双脚分开, 收腹挺胸, 小幅度头部运动共重复 10 次, 训练时间在 5 分钟以内。

（2）上举双肩向后旋转进行肩部运动, 训练时间在 3 分钟以内。

（3）重复头部运动的同时, 用双手进行反向的抗阻运动, 不同动作重复 10 次, 训练时间在 5 分钟以内。

（4）颈部进行逆时针或者顺时针环绕运动, 训练时间在 2 分钟以内。

以上所有动作完成为 1 次, 10 次为 1 个疗程, 每日共练习 2 个疗程。

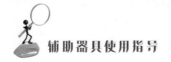

四、使用颈部矫形器的注意事项

（一）颈部矫形器居家使用常规注意事项

1.预防压力性损伤　每日对颈部皮肤进行清洁和更换干净衬垫 1~2 次，保持颈部皮肤干燥卫生，避免潮湿或摩擦对皮肤造成伤害。注意观察受压皮肤，防止发生压力性损伤。

（1）定时松解矫形器，减少其对皮肤表面的压力作用与压力持续时间。对于高位颈部损伤的患者，松解矫形器时不应处于坐位或立位，应处于仰卧位，避免突然松解矫形器时由于颈椎不稳而对颈椎造成二次伤害。

（2）经常检查受压区域的皮肤状况，一旦出现血液循环障碍或皮肤发白等早期损害征象，应立即请制作部门对矫形器进行检查、修改。

2.预防心理依赖　矫形器使用中的一个重要原则是将其视为暂时工具，一旦患者功能恢复、症状改善，就应及早放弃矫形器。长期佩戴颈部矫形器会引起颈背部肌肉萎缩、关节僵硬。所以，穿戴时间不可过久，掌握每日合理的佩戴时间，在症状逐渐减轻后，应及时除去，加强肌肉锻炼。在停止使用颈部矫形器前，必须先到医院进行复查，再决定停止使用时间（图 2-20 ）。

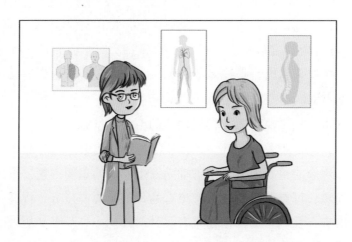

图 2-20　心理咨询

3.预防制动引发的失用性肌萎缩与肌无力　由于制动限制了机体的肌肉活动，引起肌力、耐力与肌容积进行性下降。佩戴矫形器过程中，需要遵医嘱正确地进行康复训练。训练过程中避免颈部剧烈活动，加强肢体功能训练。

（二）颈部矫形器佩戴过程中的注意事项

（1）佩戴时应感觉舒适，颈部矫形器高度合适，大小适宜，不过松或过紧，颈椎不前倾或后仰。勿系结过紧，防止压迫颈部动脉，影响正常呼吸；勿系结过松，否则无法达到维持颈椎稳定性的最佳效果。

（2）佩戴颈部矫形器后颈部的旋转与肩部同步转动为宜。使用过程中若发生呼吸不畅等不适，应及时去医院检查。产品若有破损，勿继续使用。

（3）充气式围领充气量的多少应根据每个人的颈部尺寸、用途及病情而定。使用前应咨询专业人员，勿自行调整充气量大小。

（4）对于高位颈部损伤的患者，为限制颈椎过度活动和维持颈椎的稳定性，仰卧位时可适当取下颈托，头部两侧给予盐袋制动。若需半卧位、起床坐立，应在仰卧位时将颈托穿戴好后再起来，避免颈椎受到二次损伤。

（三）颈部矫形器的日常清洁保养

（1）矫形器不使用时应放于安全的位置，避免重物挤压损坏，避免锐器损坏矫形器。

（2）保持矫形器清洁、干燥。用软刷蘸温水或冷水加洗洁精将矫形器清洗干净，不能使用高浓度洗涤剂清洗，避免接触化学物品，用毛巾擦干，放于阴凉处晾干，不可用吹风机吹干或烈日下晾干，避免变形。

（3）对于有金属杆的矫形器，金属关节部位应常涂抹润滑油以保持关节润滑，防止生锈。

（4）对于低温热塑性材料制作的矫形器，如塑料围领，应避免接触高温环境，防止矫形器变形。

（陈佳佳　曾敬茹）

第三节　胸腰骶部矫形器使用指导

胸腰骶部矫形器是指用于全部或部分胸椎、腰椎、骶髂等身体外侧区域的矫形器。其主要作用是通过皮肤、软组织、肋骨的应力固定支撑脊柱，防止和限制脊柱病变区域的运动和变形，以达到稳定脊柱和矫正脊柱畸形，消除或减轻疼痛的作用。胸腰骶部矫形器主要分为两大类：一类是软式胸腰骶部矫形器，如腰围、背姿带、肋骨骨折带、鸡胸矫形带等；另一类是硬式胸腰骶部矫形器，如模塑式胸腰骶矫形器、屈曲控制式胸腰骶矫形器、屈伸式胸腰骶矫形器等。

为患者安装合适的胸腰骶矫形器，可有效固定患者的胸部和腰部，并且增加患者体腔压力，使患者在恢复过程中尽量减少其躯干的运动程度，避免再次发生骨折；还可以改善患者的骨骼对线，保持正确的骨骼线，提升恢复效果；同时，通过矫形器对患者椎体部位的包裹，可以加强前后纵韧带，减轻椎体骨折所承受的压力，减少骨小梁间的摩擦以及椎体小关节间的活动，促进患者快速恢复。

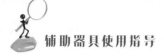

一、胸腰骶部矫形器的适用人群

（一）软式胸腰骶部矫形器

软式胸腰骶矫形器是脊柱矫形器中大量使用的一类矫形器。其主要材料为织物，根据需要，可沿竖直方向在后面、侧面、前面插入强度、弹性、长度不等的钢条，以增强矫形器整体刚性。

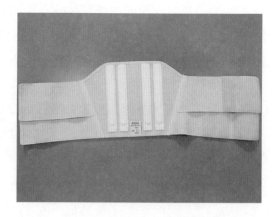

图 2-21　腰围

1. 腰围　适用于老年骨质疏松、老年性驼背和第 9 胸椎以下的胸腰椎退行性变者（图 2-21）。

2. 背姿带　适用于矫正姿势性驼背者，可以预防儿童和青少年姿势性驼背。

3. 肋骨骨折带　适用于肋骨骨折患者。

4. 鸡胸矫形带　适用于鸡胸畸形矫正者。

（二）硬式胸腰骶矫形器

硬式胸腰骶矫形器泛指以热塑性塑料通过模塑成型，或者由金属支条制成的穿戴于胸腰骶部的矫形器（图 2-22）。

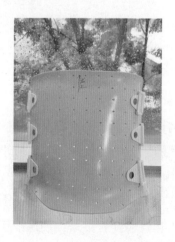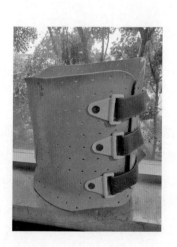

图 2-22　硬式胸腰骶矫形器

1. 模塑式胸腰骶矫形器　适用于脊柱侧弯、各种急慢性腰痛症、脊椎滑脱、腰部术后固定等患者。禁用于皮肤不能忍受压力和对热敏感的患者。

2. 屈曲控制式胸腰骶矫形器　适用于骨质疏松性椎体压缩性骨折、胸腰椎的创伤性压缩性骨折、青少年驼背等患者。禁用于不稳定性骨折和某些病理性骨折患者，如脊柱滑脱。

3. 屈伸式胸腰骶矫形器　适用于辅助性治疗脊柱结核病类风湿脊柱炎、腰骶椎骨折、脊椎滑脱等患者，还可以预防老年性骨质疏松引起的老人驼背和脊柱压缩性骨折。不适用于青年性驼背。

二、胸腰骶矫形器的使用方法

以下分别以腰围和模塑性胸腰骶矫形器为例。

（一）腰围的使用方法

（1）选择合适型号的腰围。

（2）向患者解释使用腰围的目的，取得患者的配合。

（3）检查腰部皮肤状态及清洁皮肤。

（4）患者取侧卧位，轻轻将腰围平整铺垫在腰背部下方。

（5）患者改为平卧位，调节腰围，使上缘齐肋弓下缘，下缘至臀裂部。

（6）患者自己调整腰围的松紧度。

（7）指导患者及其家属掌握使用腰围的注意事项。

（二）模塑性胸腰骶矫形器的使用方法

（1）准备制作好的矫形器。

（2）向患者解释使用矫形器的目的和方法，取得患者的配合。

（3）检查患者腰部皮肤状况及清洁皮肤。

（4）协助患者沿轴线翻身至侧卧位，将矫形器的后片沿患者背部边缘放置于患者后侧，上缘支撑于肩胛骨下的胸廓上，下缘支撑于骶骨上。

（5）协助患者沿轴线翻身至平卧位，将矫形器的前片放于胸腰部，包容腹部和肋弓下缘，对腹部施加压力。

（6）轻微调整矫形器的松紧度与位置，两侧搭接用魔术扣粘好。

（7）指导患者及其家属掌握使用矫形器的注意事项。

三、腰背部、腹部肌力训练及胸部呼吸训练

（一）腰背部、腹部肌力训练

腰背部和腹部肌肉是维持腰椎稳定性的重要结构之一，腰背部、腹部肌力训练的目的主要是提高腰背肌肌肉张力，改变和纠正异常力线，维持和增强腰椎的稳定性。

1. 腰椎退行性变患者　应在神经根刺激症状消除后开始进行腰背肌和腹肌肌力训练。患者不能过分依赖腰围，而是应该根据腰背肌力量逐渐缩短佩戴腰围的时间。长时间佩戴腰围可致腰部力量减弱和腰肌萎缩，进而产生腰背痛。

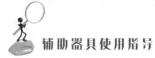

（1）俯卧位腰背肌锻炼法：患者俯卧位，双上肢置于躯干两侧，开始时双上肢后伸，头颈部后仰，胸部离开床面。掌握上述动作后，嘱患者双腿伸直、并拢向后方抬起，将上肢、头颈和下肢动作协调起来，仅腹部着地。每次保持5~10秒，然后放下休息5~10秒，再重复上述动作。开始时，每日训练10~15次，逐渐增至30~50次，

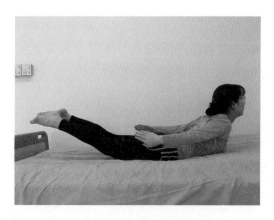

图 2-23　俯卧位腰背肌训练

以训练后不感到疲劳或腰背痛加重为宜（图 2-23）。

（2）仰卧位腰背肌锻炼法：①五点支撑法，患者仰卧，用头、双肘和双足跟为支点，腰背部后伸。该动作适用于老年人，但应有亲属或医务人员提供支持。②挺腹训练，患者仰卧，双足固定，抬高臀部，使身体的重量由肩及双足支持，收紧腹部及腰部肌肉，保持 5~10 秒后缓慢放下，重复 10 次（图 2-24）。③直腿抬高训练，患者仰卧，将双手放于身体两侧，收紧腹部及腰部肌肉，缓慢抬起双下肢，膝关节可微屈（可做双腿或单腿交替），慢慢放下，重复 10 次（图 2-25）。

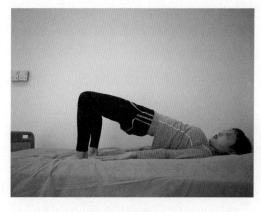

图 2-24　挺腹训练

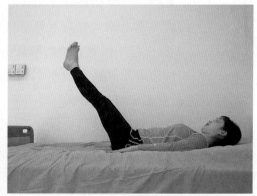

图 2-25　直腿提高训练

（3）直立式腰背肌训练法：①患者直立，双足分开，与肩同宽，双手交叉于身前，做腰部前屈、后伸、左、右侧弯的活动。每日 2~4 次，重复 10~15 次。②患者直立，双足分开，与肩同宽，双手扶杆站立（杆的高度以使患者腰部保持生理幅度为宜），脚尖伸直后，伸腿至最大幅度，双腿交替运动，放下休息 5~10 秒。每日 2~3 次，每次持续 5~10 秒（图 2-26，图 2-27）。

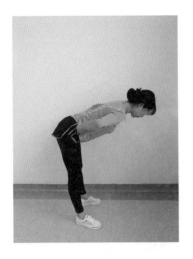
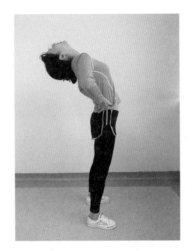

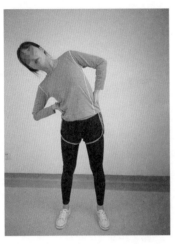
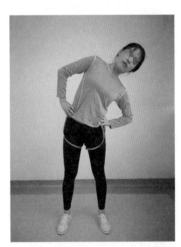

图 2-26　直立式腰背肌训练方法一

（4）腹肌锻炼法：①仰卧起坐法，患者仰卧，双手抱住头的后面，腹肌收缩，用力坐起，再仰卧，再坐起，如此反复练习，每日 2~4 次，重复 10~15 次。若坐起困难时，可将双臂向前平伸，即较易坐起。②患者平卧，将下肢垫高 30°，收缩腹肌，抬起头肩部，屈髋关节，使膝部与鼻子接近，如此反复训练，每日 2~4 次，重复 10~15 次。此法不仅可以增加腹肌肌力，有效降低腰椎负荷，减轻腰痛，避免腰痛发生，还是纠正腰椎过度前突的有效方法（图 2-28，图 2-29）。

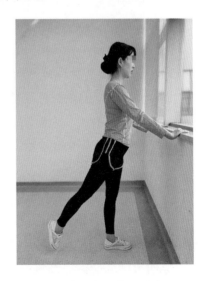

图 2-27　直立式腰背肌训练方法二

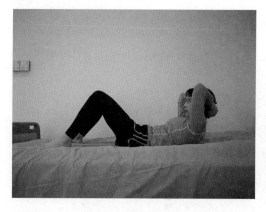

图 2-28　腹肌锻炼方法一

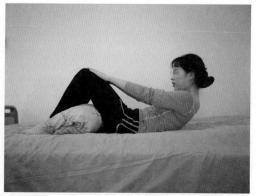

图 2-29　腹肌锻炼方法二

（5）四肢交替撑地训练：跪趴在垫子上，双手双足与肩膀同宽，将对侧手脚分别向上平举，保持 5~10 秒后缓慢放下，尽量保持头部不伸展或屈曲，背部水平，身体尽量减少向两侧晃动，两侧各重复 10~15 次（图 2-30 ）。

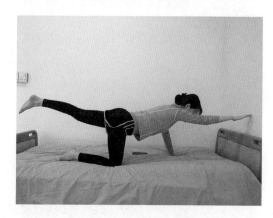

图 2-30　四肢交替撑地训练

2.脊柱稳定性骨折患者　卧床期间应尽早开始脊柱的功能训练，促进脊柱功能的完全恢复。卧床 8 周后，患者可在腰围的保护下适当活动。X线片显示椎体坚固愈合后患者才能弯腰活动，进行背伸肌训练，再配合腹肌锻炼（仰卧起坐）。此时已愈合的椎体不易再被压缩变形，脊柱后突畸形也不易复发。

（1）臀部左右移动后做背伸运动，即进行桥式运动锻炼，使臀部离开床面。随着背肌力量的增加，臀部离开床面的高度逐渐增加。

（2）脊柱骨折翻身训练后行俯卧位的背肌训练：翻身时腰部应维持伸展位，肩和骨盆同步旋转，避免脊柱屈曲与旋转，翻身后进行俯卧位的背肌训练。背肌训练时，负荷应逐步增加。双臂支撑，抬起上身与头部，髋部不离床；双腿交替后伸，膝关节保持伸直；无须双臂支撑，抬起上身与头，双腿同时后伸，上身保持不动。

3.腰背肌、腹肌肌力训练的注意事项

（1）训练强度因人而异：对于腰背肌力量较弱或肥胖的患者，应适当减量。

（2）关注训练后患者的反应：若训练后次日晨起感到腰部酸痛、不适、僵硬等，应适当减少训练的强度、频次或停止训练，以免加重症状。

（3）肌力训练应循序渐进：运动量应由少到多，幅度由小到大，时间由短到长，以训练时不加剧疼痛或有轻微反应但能忍受为标准。

（4）训练过程中不要突然用力过猛，避免导致肌肉损伤。

（5）在疼痛急性发作期，应停止训练，及时休息，否则可能会加重原有症状。

（6）肌力训练应持之以恒，切不可急于求成。

（7）注意加强饮食营养，多休息，保证充足的睡眠。

（二）呼吸功能训练

脊柱变性、肋骨骨折等疾病可造成不同程度的胸廓畸形和胸腔容量减少；胸腹部手术后心肺功能的改变、高位脊髓损伤等疾病，也能不同程度地影响患者的呼吸能力，降低患者的生活质量。呼吸功能训练是通过提高呼吸肌的随意运动，使呼吸容量增加，从而改善氧气的吸取和二氧化碳的排出，通过主动训练可以改善胸廓的顺应性。呼吸功能训练主要包括放松训练、腹式呼吸训练、缩唇呼吸训练等。

1. 呼吸功能训练的方法

（1）放松训练：有利于气短、气急所致的肌肉痉挛和精神紧张症状的缓解，减少体内能量消耗，提高呼吸效率。在进行呼吸训练前，必须使患者全身放松。选择一个安静的环境，指导患者先充分收缩待放松的肌肉，再松弛紧张的肌肉，达到放松的目的。还可以做肌紧张部位的节律性摆动或转动，以利于该肌群的放松；缓慢地按摩或牵拉，也有助于紧张肌肉的放松。

（2）腹式呼吸训练：患者取舒适放松的坐位或平卧位，医生将毛巾折叠放于患者前肋骨下方的腹直肌上，让其用鼻缓慢地深吸气，肩部与胸廓保持平静，腹部鼓起；呼气时缓慢经口呼出，同时腹部下陷，重复上述动作3~4次后休息（图2-31）。

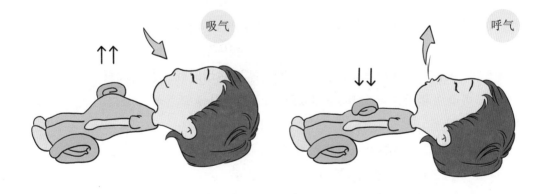

图 2-31 腹式呼吸

（3）缩唇呼吸训练：指导患者用鼻缓慢深吸气后，呼气时将嘴唇缩紧，像吹口哨一样缓慢吹出。吸气时间与呼气时间之比为 1 : 2 或 1 : 3，一般吸气 2 秒，呼气 4~6 秒（图2-32）。

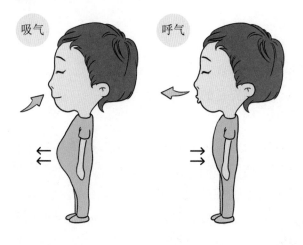

吸气　　呼气

图 2-32　缩唇呼吸

2. 呼吸功能训练的注意事项

（1）训练方案因人而异：在训练过程中应循序渐进，鼓励患者持之以恒，锻炼终身。

（2）环境适宜：避免在寒冷、炎热、嘈杂、粉尘等环境中进行训练。呼吸时最好经鼻，以增加空气的湿润度和温度，减少粉尘和异物的刺激。

（3）注意观察患者的反应：训练时不应该有任何不适症状，次日晨起时应感觉正常，如果出现乏力、疲劳、头晕等，应暂时停止训练。

（4）病情变化时应及时调整训练方案，避免训练过程中诱发呼吸性酸中毒和呼吸衰竭。

（5）训练适度：避免过度换气综合征和呼吸困难。

（6）训练时适当给氧，可边吸氧边活动，以增强活动信心。

四、使用胸腰骶部矫形器的注意事项

（一）腰围的使用注意事项

（1）根据体型选择合适的腰围，一般上至肋弓，下至髂嵴下，松紧适宜，保持良好的生理曲线。

（2）腰围的佩戴时间最多 3 个月，每日约佩戴 13 小时。卧床时须取下腰围。根据腰背肌、腹肌训练情况，可逐渐适当减少腰围的佩戴时间。

（3）在不影响治疗效果前提下，尽量缩短使用时间。长时间使用会产生心理依赖性，可能引起腰背肌肌力下降和腰肌萎缩，或其他邻近部位结构的疲劳性损伤，进而产生腰背痛。

（4）佩戴腰围期间也应进行腰背肌、腹肌肌力训练，持之以恒。

（二）软式胸腰骶部矫形器的使用注意事项

（1）预防压力性损伤：每日检查腰背部、胸部、腹部等处皮肤是否有发红、疼痛、破溃等情况。骨隆突处应加软垫或减压贴缓解受压。每次穿戴矫形器的时间不宜过长，每 1~2 小时放松 1 次，15 分钟后再次进行穿戴。对于造成局部皮肤受压严重的矫形器，及时请矫形师进行调整。

（2）做好胸腰骶背部皮肤护理：每日清洁皮肤及更换衬垫 1~2 次。行胸腰骶背部皮肤护理时，患者应保持脊柱的正直。

（3）卧床期间，病情稳定后要加强腰背肌、腹肌及呼吸功能训练并长期坚持，同时应加强双腿的功能训练。

（4）佩戴胸腰骶矫形器时饮食不宜过饱，避免导致急性胃扩张，影响矫形器的佩戴，应少量多餐进食。

（5）保持大便通畅，避免增加腹压。可以多饮水，多进食富含粗纤维的食物，如绿色蔬菜、红薯等，保持膳食平衡。

（6）定时行腹部环形按摩：解小便后取平卧位，屈膝，搓热手掌，顺时针环形按摩 30 次，环形要从小到大，配合腹式呼吸，注意保暖。

（7）胸腰骶部矫形器的穿戴应松紧适宜，不影响正常呼吸。

（三）硬式胸腰骶部矫形器的使用注意事项

（1）避免支具直接与患者皮肤接触。支具吸汗性差，故患者必须穿全棉内衣或垫棉质衬垫，增加舒适感，保持皮肤的清洁。

（2）每日穿戴矫形器的时间根据疾病情况进行调整。青少年脊柱侧弯每日应穿戴 18~23 小时，剩余时间用于功能训练、运动及处理个人卫生。

（3）坐起时，关注背侧的胸腰骶部矫形器离凳面应有 2~3 厘米的距离。

（4）3 个月复查 1 次，若有特殊情况，请及时复查。随着生长或矫正进度，应及时更换矫形器。

（5）停用计划：取下矫形器后 4 小时拍摄 X 线片，若 Cobb 角无变化，穿戴时间减至 20 小时；4 个月后复查无变化，穿戴时间减至 16 小时；再过 3~4 个月无变化，穿戴时间减至 12 小时；再过 3 个月后复查脱矫形器，24 小时拍摄 X 线片无变化，方能停止使用。观察期内如畸形加重，则仍须恢复 23 小时穿戴矫形器。

（四）胸腰骶部矫形器的日常清洁保养

（1）保持矫形器的清洁、干燥，避免接触化学物品，未使用时应放于安全的位置，避免重物挤压变形，避免锐器损坏矫形器。

（2）清洗软式胸腰骶部矫形器的水温不宜超过 40°，避免用力扭转、机洗，洗净后平铺晾晒，避免烈日暴晒或吹风机吹干。

（3）对于热塑性材料制成的矫形器，可用软刷蘸温水清洗，避免接触高温环境，导致避免矫形器变形。

（4）对于有金属支条的矫形器，应避免潮湿，以防生锈。

（陈佳佳 曾敬茹）

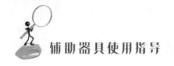

第四节　肩部矫形器使用指导

　　肩关节是指上肢与躯干连接的部分，包括臂上部、腋窝、胸前区及肩胛骨所在的背部区域等。由肩胛骨关节盂和肱骨头构成（图2-33），属于球窝关节，是上肢最大、最灵活的关节。肩胛骨的运动包括上提、下拉、内旋、外旋、前伸、后伸，盂肱关节的运动包括前屈、后伸、内收、外展、内旋、外旋。

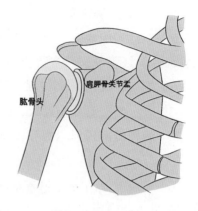

图 2-33　肩关节

　　肩关节是人体活动范围最大的关节，同时也是最不稳定的关节，其结构复杂且关节活动度很大，且肩关节盂小而浅，只容纳肱骨头关节面的1/3，因此，肩关节是最容易发生脱位的关节，约占全身关节脱位的50%。肩部最常见的疾病有运动损伤（如肩袖损伤、肩峰撞击综合征、盂唇撕裂等）、慢性损伤（如钙化肌腱炎、肩关节不稳、肩周炎、冻结肩等）。

　　肩部矫形器主要用于肩关节脱位及骨折后的固定。其作用是保持肩、肘关节固定与稳定，防止腋下组织粘连，对肩关节、肩胛及上臂的肌腱进行支持、稳定、减免负荷、保暖、解除疼痛等，也常应用于肩部肌肉扭伤、撕裂及肩关节周围肌腱炎、类风湿等疾病。

一、肩部矫形器的分类及适用人群

　　常见的肩部矫形器有肩外展矫形器、护肩、翼状肩矫形器、习惯性肩关节脱位用矫形器、肩锁关节脱位用矫形器、平衡式前臂矫形器和上肢吊带。

　　（一）肩外展矫形器

　　肩外展矫形器（图2-34）又称肩外展支架，是用弱拉力拉长软组织，维持和增加关节的运动范围，保持肩关节功能位，促进病变痊愈。其作用是将肩关节固定在外展、前屈、内旋及肘关节屈曲和腕关节功能位，并可在患者站立或卧床时使患肢处于抬高的位置，以利于消肿、消炎、止痛。肩外展矫形器适用于肩关节手术后固定、肱骨骨折合并桡神经损伤、三角肌麻痹、臂丛神经麻痹或拉伤的患者，有时也用于急性肩周炎、肩关节结核等患者。

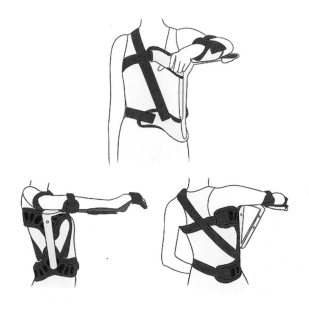

图 2-34　肩外展矫形器

（二）软性肩矫形器

1.护肩　用柔软弹性材料制成，对肩关节周围组织能起支持、稳定、减免负荷、保暖及解除疼痛等作用的软性矫形器，适用于肩关节退行性病变及周围软组织损伤引起的急、慢性疼痛，以及炎症、偏瘫所致的肩关节半脱位患者等，也适用于各种疾病引起的肩关节不适人群，如肩周炎患者、颈椎病患者、老年人、孕（产）妇、运动员、对冷热变化敏感者或其他需要肩部保暖的特殊工作人群等（图 2-35）。

2.肩锁带　用弹性织物制成，两侧带有泡沫海绵的肩垫，肩带在背部交叉，固定于腰间，并可以调节松紧度。肩锁带可以固定和稳定锁骨部分，增强扩胸，维持正确的姿势，保持肩部的伸展状态，消除肩部的紧张和疲劳，防止肩关节的不良姿势。此类矫形器轻薄、透气，一般穿在衣服里面，不易被发现，非常适用于长期从事伏案工作的人群，如教师、电脑从业人员、办公室工作人员等（图 2-36）。

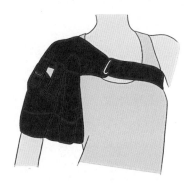

图 2-35　护肩

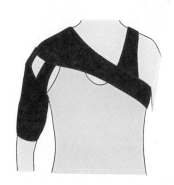

图 2-36　肩锁带

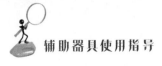

（三）翼状肩矫形器

正常情况下，肩胛骨受前锯肌和斜方肌牵拉，紧贴于胸壁上，但由于各种原因导致前锯肌和斜方肌的麻痹或失用，造成肩胛骨不能紧贴于胸壁上，当手臂向后旋转时，肩胛骨呈翼状上翘，称为翼状肩胛（图2-37）。翼状肩矫形器俗称压肩支架，由金属条、肩胛压力垫、胸压力垫和一些带子构成，可压住肩胛骨的后上部，防止其后移，矫正翼状肩胛畸形，改善肩胛骨前伸，辅助恢复肩关节的外展功能，减轻患者肩部的疲劳。翼状肩矫形器（图2-38）适用于前锯肌麻痹的患者。

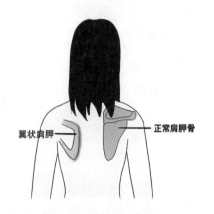

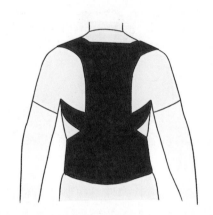

图 2-37　翼状肩胛　　　　　　图 2-38　翼状肩矫形器

（四）习惯性肩关节脱位用矫形器

由于习惯性肩关节脱位的患者几乎都是向前脱位，易发生肩外展、外旋，为防止此种运动，故习惯性肩关节脱位用矫形器主要用于限制肩外展、外旋运动。目前此类矫形器常使用的有桑代克型矫形器和霍曼型矫形器（图2-39）。

1. 桑代克型矫形器　在上臂环带与胸廓带之间用有伸缩性的拉带连接。该矫形器比霍曼型矫形器的结构简单，适用于运动员和手术前患者。

2. 霍曼型矫形器　用胸廓带将肩峰前面压垫、后面压垫及上臂环带连接而成。其作用是在肩外展、外旋运动时，避免肩关节向前脱位，其应用更为广泛。

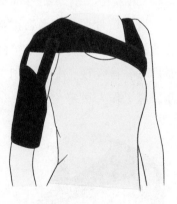

图 2-39　霍曼型矫形器

（五）肩锁关节脱位用矫形器

肩锁关节脱位用矫形器由肘托板、肩带、胸廓带构成。穿戴后，肩胛骨抬起，整个锁骨下降，可以固定肩锁关节。为了限制肩外展，肩带一般悬挂在外侧。该矫形器广泛适用于肩锁关节脱位复位后的固定。

（六）平衡式前臂矫形器

平衡式前臂矫形器也称为轴承式矫形器或可动臂支具，主要由近侧滚珠轴承、近侧旋转臂杆、末端旋转臂杆和一个槽型的前臂托构成。该矫形器利用两个滚珠轴承，依靠肩胛带的上举或抑制来代偿肩、肘及前臂的功能，提高患者的日常生活活动能力；也可安装在轮椅后靠背直条或患者躯干矫形器上。其主要适用于肩、肘关节运动无力的患者，如脊髓损伤、颈4神经节残存的四肢麻痹患者，臂丛神经损伤、肌肉萎缩、上运动神经元损伤的患者等。该矫形器不可用于不能稳定地保持坐位的患者，以及颈部、躯干、上肢严重丧失运动功能、严重肌肉痉挛或关节挛缩畸形的患者。

（七）上肢吊带

上肢吊带是一种吊带式肩矫形器，由肩部吊带、肘部托套、腕部托套、调节扣及肘部固定托等部分组成，用于需要悬吊上肢的肩关节脱位和半脱位患者，同时也适用于臂丛损伤、肩部损伤性疼痛、脊髓损伤、脊髓炎、脑卒中偏瘫等患者。其形式多种多样，最常见的是上臂吊带和肩吊带，大部分是颈后承重。常用的有肘屈曲式吊带与伸展式吊带两种，肘屈曲式吊带主要是使肩关节保持内收、内旋位，而伸展式吊带对肩关节的运动没有限制，故在功能训练中无须脱下（图2-40）。

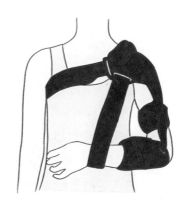

图2-40 上肢吊带

二、肩部矫形器的使用方法

（一）肩外展矫形器

首先调整好矫形器的角度，主体部分的长度应和患者身体的长度进行合适的调整。患者取站立位或半坐位，协助将肩关节保持在外展45°~80°、内收45°、肘关节屈曲90°，然后穿戴调试好的矫形器。穿戴矫形器时以患侧髂嵴、对侧肩部和胸廓作为支撑点，矫形器紧贴于腋下，支撑上肢和矫形器的重量，依次扣好躯干和上肢的皮带、尼龙搭扣，将带子拉至合适松紧。睡觉时应取半卧位，将肘关节垫实，防止肘关节悬空发麻。取下矫形器时，要用健侧手扶住患侧胳膊，轻拿轻放，保持位置不变，切记一定不要移位。佩戴时间、关节活动度、开始活动的时间及活动范围均须遵医嘱。

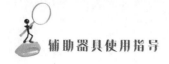
（二）上肢吊带

上肢吊带有很好的安全性和舒适性,应用广泛,操作简单,佩戴方便。使用方法:将前臂兜对折,连接尼龙带与铝扣,根据上臂长短调节长度至伤侧上臂屈曲90°,前臂兜兜起前臂即可。在使用上肢吊带时,应使肱骨头保持在关节盂内;避免单纯使用颈部悬吊,要由颈部向患侧肩部扩大悬吊面积;为了避免形成翼状肩胛,须从后方轻轻向胸廓施压。

三、肩部肌力训练和关节活动度训练

（一）肩部和前臂肌力训练

1. 前平举训练　患者取站立位或坐位,上身直立,手臂向体前抬起至无痛角度,不可耸肩,于最高位置保持10~15秒,即为完成1次动作。术后早期或肌力较差时,可改为屈肘前平举,肘屈曲90°,手臂向体前抬起直至无痛角度,不可耸肩,于最高位置保持10~15秒,即为完成1次动作。肌力增加后,在伸直手臂的同时手握一定负荷的器械进行锻炼。此训练的目的主要是加强肩关节前屈肌肌力,锻炼三角肌前束,从而提高肩关节的控制能力和稳定性（图2-41）。

2. 侧平举训练　患者取站立位或坐位,上身直立,手臂在体侧抬起至无痛角度,不可耸肩,于最高位置保持10~15秒,即为完成1次动作。术后早期或肌力较差时,可改为屈肘侧平举,肘屈曲90°,手臂向体侧抬起10~15秒直至无痛角度,不可耸肩,于最高位置保持10~15秒,即为完成1次动作。肌力增加后,在伸直手臂的同时手握一定负荷的器械进行锻炼。此训练的目的主要是加强肩关节外展肌肌力,锻炼三角肌中束,从而提高肩关节的控制能力和稳定性（图2-42）。

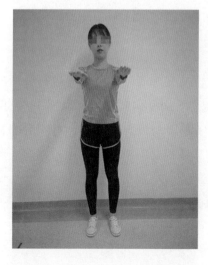

图2-41　前平举训练

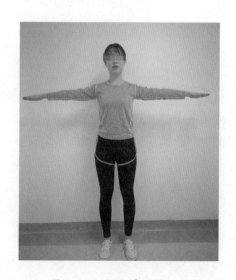

图2-42　侧平举训练

3. 肩后伸训练　患者取站立位或坐位，上身直立稍前倾，健侧手臂扶在膝上，可以支撑身体，上身在活动中固定不动，手臂在体侧向后抬起直至无痛角度，不可耸肩，于最高位置保持 10~15 秒，即为完成 1 次动作。术后早期或肌力较差时，可改为屈肘肩后伸，肘屈曲 90°，手臂在体侧向后抬起直至无痛角度，不可耸肩，于最高位置保持 10~15 秒，即为完成 1 次动作。肌力增加后，伸直手臂的同时手握一定负荷的器械进行锻炼。此训练的目的主要是加强肩关节后伸肌肌力，锻炼三角肌后束，从而提高肩关节、肩胛骨的控制能力和稳定性（图 2-43）。

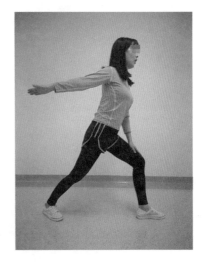

图 2-43　肩后伸训练

4. 抗阻外旋训练　患者取站立位或坐位，上身直立，手臂贴紧体侧，肘屈曲 90°，皮筋的一端妥善固定，手握皮筋另一端，向外侧用力牵拉皮筋，至最大角度保持 10~15 秒，即为完成 1 次动作。此训练的目的主要是加强肩关节的外旋肌肌力，锻炼肩袖肌群，从而提高肩关节、肩胛骨的控制能力和稳定性（图 2-44）。

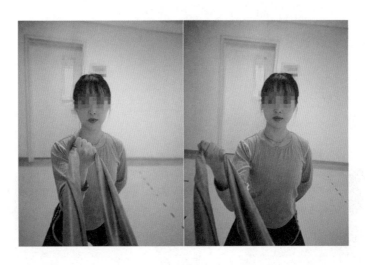

图 2-44　抗阻外旋训练

5. 抗阻内旋训练　患者取站立位或坐位，上身直立，手臂贴紧体侧，肘屈曲 90°，皮筋的一端妥善固定，手握皮筋另一端，向内侧用力牵拉皮筋，手接近身体，至最大角度保持 10~15 秒，即为完成 1 次动作。此训练的目的主要是加强肩关节的外旋肌肌力，锻炼肩袖肌群，从而提高肩关节、肩胛骨的控制能力和稳定性（图 2-45）。

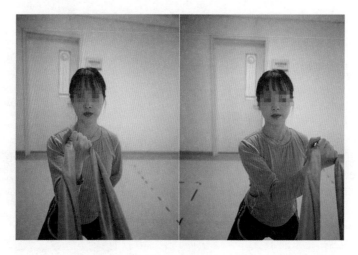

图 2-45　抗阻内旋训练

6.俯身"飞鸟"（水平外展）训练　患者取站立位，上身保持直立前倾至45°，双臂自然下垂，做扩胸动作直至手臂外展90°在身体两侧，即为完成1次动作。此训练的目的主要是加强肩关节水平外展肌肌力，锻炼三角肌后束、斜方肌和肩带肌群，从而提高肩关节、肩胛骨的控制能力和稳定性（图2-46）。

7.俯卧"飞鸟"训练　患者俯卧于床上，双臂外展90°，逐渐向前上举，即为完成1次动作。此训练的目的主要是锻炼三角肌前束、胸大肌和肱二头肌等，提高肩关节的控制能力和稳定性（图2-47）。

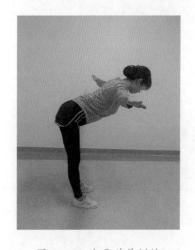

图 2-46　水平外展训练

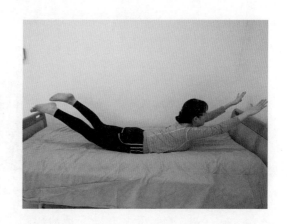

图 2-47　俯卧"飞鸟"训练

（二）关节活动度训练——肩部徒手操

1.面壁爬墙　患者面对墙壁站立，用患侧手指沿墙缓缓向上爬动，使上肢尽量高举，直至最大限度，在墙上做一记号，再缓慢向下回原处。反复进行，逐渐增加高度，每日2~3次，每次10~15个（图2-48）。

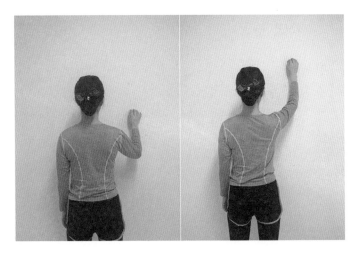

图 2-48 面壁爬墙

2. 前后摆臂运动　患者分腿站立，间距稍宽于肩，上体前屈，头稍抬起，目视前方，两臂自然下垂。右臂放松，尽量向前上摆动，同时左臂放松，尽量向后摆，然后左右臂交换摆动方向，每日 2~3 次，每次 12~16 个（图 2-49）。

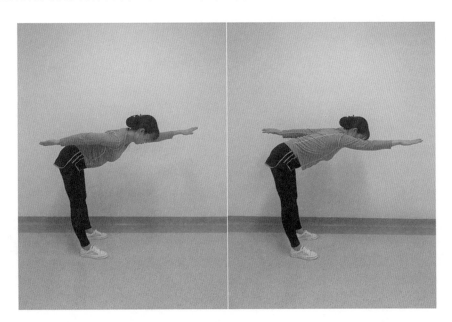

图 2-49 前后摆臂运动

3. 左右摆臂运动　患者分腿站立，间距稍宽于肩，上体前屈，头稍抬起，目视前方，两臂自然下垂。两臂放松，尽量向侧上方摆动，两臂往回摆，于胸前交叉。每日 2~3 次，每次 12~16 个（图 2-50）。

4. 体后拉手　患者自然站立，在患侧上肢内旋并向后伸的姿势下，健侧手拉患侧手或腕部，逐步拉向健侧并向上牵拉。每日练习 2~3 次，每次 5~10 个（图 2-51）。

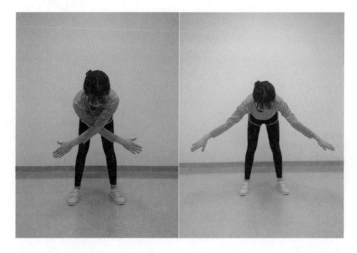

图 2-50　左右摆臂运动

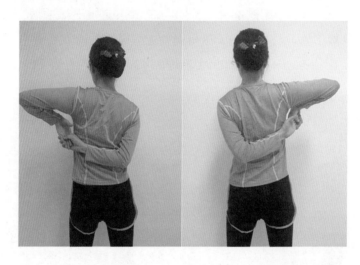

图 2-51　体后拉手

5. 越头摸耳　患者屈肘，手指从患侧耳朵向上，越过头顶去摸健侧耳朵，或从前额经头顶摸脑后部，每日反复进行数次。

6. "托天"运动　患者分腿直立，两臂自然下垂。两臂弯曲至胸前，掌心向下，双手十指交叉，上抬至额前，以腕关节为轴，两手外翻，掌心向上，尽量上托，两臂再依次由两侧下落，还原成预备姿势，重复上述动作16次（图2-52）。

7. 环转肩运动　患者分腿直立，与肩同宽，两肘关节屈曲，两手分别搭于两肩。以肩为轴，

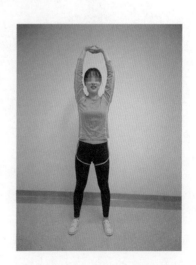

图 2-52　"托天"运动

两肩由前上向后下绕环 8 次，再以同样的动作由后上向前下环绕 8 次（图 2-53）。

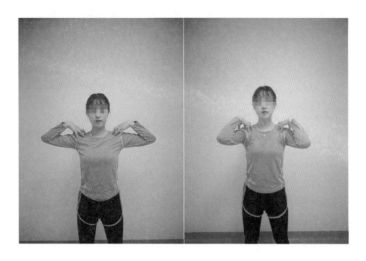

图 2-53　环转肩运动

（三）功能性训练

1. "张手握拳"运动　用最大力量张开手掌，分开手指保持 2 秒，再用最大力量紧握住拳头保持 5 秒，即为完成 1 次动作，如此重复进行，每组 30 次。此训练在肩关节损伤、手术后局部制动的早期或在不增加疼痛的前提下进行练习，对于促进血液循环、消退肿胀和预防深静脉血栓具有重要意义（图 2-54）。

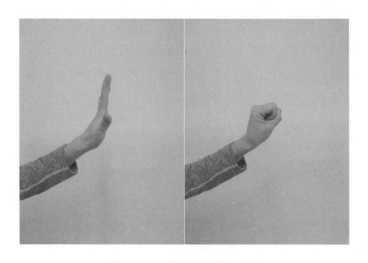

图 2-54　"张手握拳"运动

2. "耸肩"运动　双臂自然下垂，置于身体两侧，双肩一起向上耸，于最高位置保持 3 秒，再缓慢放松，即为完成 1 次动作，反复进行，每组 30 次。早期进行此练习，对于预防肩部肌肉萎缩、维持肩关节的稳定性及促进局部血液循环具有重要意义。此训练应在不增加肩部疼痛的前提下完成（图 2-55）。

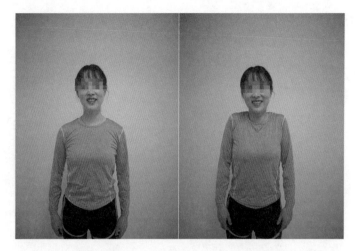

图 2-55 "耸肩"运动

（四）运动损伤的功能训练

运动损伤的患者，应根据骨折类型、是否脱位，以及手术固定方法、牢固程度进行循序渐进的功能训练。

1. **锁骨骨折** 在局部固定后，应保持提肩、提胸姿势，练习肘关节、腕关节、手部的各种活动，以及肩关节的外展、后伸活动，如双手叉腰、挺胸等动作，禁止做肩部前屈、内收动作。除了必须卧床保持复位和固定的患者，其余患者均可下地活动。解除固定后，患者可开始全面地活动肩关节，活动范围应由小到大，次数由少到多，最后再进行肩关节各方向的综合练习，如肩关节双臂画圈、环转活动等动作。

2. **肱骨外科颈骨折** 多见于老年人，临床上分为两类：外展型和内收型。前者主要用三角巾悬吊固定4周，早期做肘、腕关节的屈伸和握拳练习，限制肩关节的外展活动；后者的治疗较为复杂，复位后用三角巾制动4~6周，限制肩关节内收活动，预防肩周炎、肩关节僵硬的发生。

3. **肱骨干骨折** 根据患者的具体情况选择手法，包括整复夹板外固定方法（成人固定为6~8周，儿童固定为4~6周）、悬垂石膏整复固定法、钢针内固定、钢板内固定法等。定期复查X线片，仔细观察骨折断端是否有分离现象，以便及时纠正。骨折处理后早期即可做伸指、握拳、耸肩等活动，预防肩、肘关节僵硬的发生，尤其是老年患者。

4. **肩关节脱位** 尽早复位，保持有效固定2~3周。陈旧性脱位或伴骨折的患者应适当延长固定时间。固定期间患者可活动腕部和手指，疼痛和肿胀减轻后，健侧手缓慢推动患肢做外展、内收活动。有效固定3周后可行弯腰、垂臂、甩肩锻炼，即弯腰90°后患肢自然下垂，以肩为顶点做圆锥形环绕运动；有效固定4周后可行面壁爬墙、"托天"运动等训练。

四、使用肩部矫形器的注意事项

（一）使用肩部矫形器的常规注意事项

（1）根据自身的实际需求选择合适型号和类型的肩部矫形器。首次穿戴矫形器时须有专业医生指导，掌握正确的穿戴姿势和角度。

（2）通过调整松紧带固定稳妥，避免矫形过度。

（3）清洗肩外展矫形器时应先将钢条取出来，用中性的洗涤剂轻轻地揉洗，使其自然风干。

（4）根据治疗需要确定穿戴矫形器的时间，如脑卒中后的偏瘫患者早期穿戴上肢吊带对预防和治疗肩关节半脱位有积极意义，但在痉挛期的患者通常不会出现拉伤或肩关节半脱位，不必继续使用上肢吊带，否则会增加肩关节内收、内旋畸形的发生率。

（5）预防制动引发的失用性肌萎缩与肌无力、关节固定造成的关节挛缩，在矫形器固定情况下进行肌肉等长训练尤为重要。为预防关节挛缩，在穿戴矫形器时，每日需要在医生的帮助下进行活动度训练，促进关节活动的恢复，预防关节挛缩。

（二）肩部矫形器的康复护理

（1）注意休息：康复锻炼应劳逸结合，防止过度疲劳，养成良好的生活习惯。

（2）合理饮食：进食含钙、铁等微量元素高的食物及富含蛋白质的食物，多饮水，预防便秘。

（3）保持皮肤清洁，预防压力性损伤。

（4）坚持早期康复训练，预防并发症。

（5）注意矫形器的保养及正确的穿脱方法。若出现矫形器松动、变形，应及时前往医院或矫形中心修理或更换。

（汪学玲　王学萍）

第五节　肘部矫形器使用指导

肘关节由肱骨远侧端和桡尺骨近端关节面构成。肘关节是典型的复关节，在结构上包括肱尺关节、肱桡关节和桡尺近侧关节，它们共同被包在一个关节囊内。关节囊前后薄而松弛，两侧紧张，是人体中最易发生脱位的关节之一，并约半数可合并骨折，同时也好发肘关节僵硬。

肘部矫形器一般由上臂支撑体（上臂托）和前臂支撑体（前臂托）构成，中间

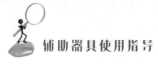
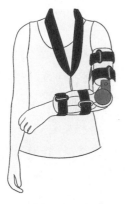

图 2-56　肘部矫形器

可连接角度调整器，起固定和/或牵拉的作用（图2-56）。

一、肘部矫形器的分类及适用人群

肘部矫形器按固定方式分为静态性肘部矫形器和可动性肘部矫形器。

（一）静态性肘部矫形器

静态性肘部矫形器又称固定性肘部矫形器（图2-57），可用于固定和限制肘关节的运动，促进病变组织愈合。此类矫形器适用于肱骨内外上髁炎患者，肘管综合征尺神经松解、前移术后患者，以及肘关节成形术后、肘部烧伤等患者，也可用于肘关节骨折和/或脱位患者复位后的固定和功能位的保持。对于合并腕关节、手指功能障碍的患者，可制成肘腕部矫形器或肘腕手部矫形器。

护肘（图2-58）是软性固定肘部矫形器的一种，可用于固定和保持肘关节的功能位，限制肘关节的异常活动，预防和治疗肘关节软组织损伤和关节炎。例如，肱骨外上髁炎（又称网球肘）和肱骨内上髁炎（又称高尔夫球肘）可使用网球肘带或高尔夫球肘带减轻肌腱负荷，促进炎症好转。

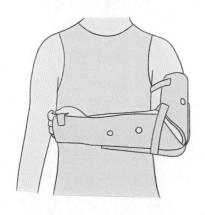

图 2-57　固定性肘部矫形器

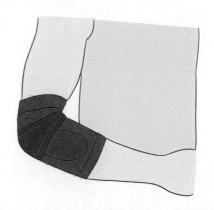

图 2-58　护肘

（二）可动性肘部矫形器

可动性肘部矫形器（图2-59）由塑料板材、肘关节铰链和尼龙搭扣等材料制成。通过两侧支条和环带可使肘关节保持固定位。肘铰链可选用固定式或角度可调式的铰链。此矫形器通过牵引力可逐步改善肘关节的屈伸畸形，或者辅助肌力较弱的肘关节屈肌完成屈肘动作，或者在肘关节成形术后控制肘关节的异常活动，具有悬吊性好、重量轻、容易清洁等优点。可动性肘部矫形器可用于肘关节挛缩、肌力低下、肘关节不稳定等患者，也可用于功能位保持者。

二、肘部矫形器的使用方法

（一）肘部矫形器的穿戴方法

患者取坐位或站立位，根据需求将肘关节固定于一个角度或一个角度范围，穿戴好矫形器；根据患者的实际情况调整上臂托和前臂托的位置，手握把手的长度随前臂的长度进行调整，使上肢贴合矫形器，

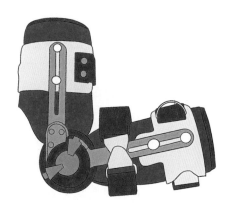

图2-59 可动性肘部矫形器

依次扣好尼龙搭扣，注意松紧适宜；最后调整卡盘角度，锁定铰链角度，使肘关节固定或限制在需要的角度。

（二）肘关节铰链的选择

不同类型的铰链有不同的功能，这为肘部矫形器提供了多样性和选择性。自由的肘关节铰链可自由屈伸；棘轮肘关节铰链可锁定各种屈曲角度；带锁的肘关节铰链可确保内外侧的稳定性；助屈肘关节铰链装有一个辅助前臂屈曲的弹簧；罗盘式锁定肘关节铰链可以锁定不同屈曲角度，用于减少屈曲挛缩。

（1）在实际工作中应用最为广泛的是单轴肘关节铰链。肘铰链的位置和肘内外髁的连线一致。矫正变形（屈曲挛缩、伸展挛缩）时，可采用只能在改善方向可动、反方向限制的定位盘锁定式铰链。

（2）若患者需要较大的肘关节可动范围（特别是最大屈曲角），可采用双轴铰链代替单轴铰链。

（3）在主动活动中，肘关节能够主动屈伸并能在一定角度锁定是非常重要的。

（4）压肘铰链是当代技术最先进的肘铰链之一，是一种利用空气压力辅助肘屈曲（由五个连杆和空压气缸组成）的气压肘铰链，可用于功能性肘矫形器，重量轻、外观好，稍用力就能使肘关节圆滑屈曲，患者的活动和训练会较轻松。

三、肘部肌力训练及关节活动度训练

（一）肘关节训练的康复目标

（1）关节活动度尽量恢复至损伤前的水平：肘关节只有屈曲达120°以上，才能顺利完成梳头、洗澡、接听手机等动作。如果旋前受限，则影响对键盘、鼠标等的使用；如果旋后受限，则影响洗澡等动作。为了满足日常生活需要，肘关节的活动角度应力争达到主动屈曲 > 130°，主动伸直受限 < 60°，主动旋前 > 60°。

（2）保持肌肉力量和正常肌纤维长度：关节肌肉训练的目标是能够最大限度地屈曲，使肌肉的力量和肌纤维长度恢复至正常水平。关节活动应以主动活动和主动辅助活动为主。主动辅助活动训练的目的是逐步增强肌力，建立协调动作模式。在治疗师帮助下或借助器械，由患者通过自己主动的肌肉收缩来完成运动训练。

（二）肘关节功能主动训练的方法

由于关节囊破裂及周围肌腱韧带损伤，所以，复位后需要配合夹板或石膏固定2~3周，但固定又容易出现肌腱粘连、挛缩，造成关节僵硬，因而康复训练应尽早开始。固定肘关节期间鼓励患者进行上肢肌肉收缩训练，活动肩、腕及手指，解除固定后再逐渐开始活动肘关节，以主动训练为主，配合被动活动。整个训练以疼痛不加重或不出现为度。

1. 屈曲训练　患者取坐位，屈肘，拳心朝向自己，肌肉完全放松，用健侧手握住患侧手腕，用力拉向自己，或者手抵在墙壁或桌边固定，肌肉完全放松，身体逐渐前倾，使拳与肩的距离逐渐接近，加大屈肘的角度，至疼痛处应停止，待组织适应、疼痛消失后再加大角度，每组10~15次，每日3~4组。可以通过测量手腕至肩的距离，间接测量肘关节屈曲的角度。距离越短，屈曲的角度越大（图2-60）。

2. 伸展训练　患者取坐位，伸肘，拳心向上，将肘部支撑固定于桌面上，小臂及手悬于桌外。肌肉完全放松，使肘部在自身重量或重物作用下缓慢下垂伸直（必要时可于手腕处加轻小的重物为负荷，逐渐加大练习强度），至疼痛处应停止，待组织适应、疼痛消失后再逐渐加大角度，每组10~15次，每日3~4组。可以通过测量手腕至上臂所在水平面的距离，间接测量肘关节伸展的角度。距离越短，伸展的角度越大，与健侧差距越小（图2-61）。

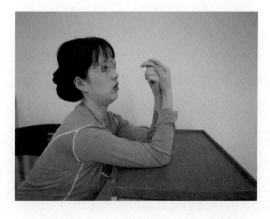

图2-60　屈曲训练

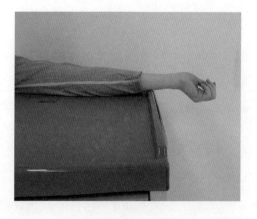

图2-61　伸展训练

3. 前臂旋前训练　前臂旋前、旋后的动作涉及近侧和远侧尺桡关节的联动，在早期康复阶段容易被忽视，可能影响后期的手功能。此训练患者一般取坐位，肩关节放松，屈肘前臂平置桌上，手握一长柄重物，借助其重力轻柔持续地向内倾倒，逐渐加大关节活动的强度。

4. 前臂旋后训练　前臂旋后动作和旋前练习类似，方向正好相反，其余要求完全一致。

5. 主动辅助训练

（1）肘部内收训练：即高位下拉训练。患者取坐位，双手抓住训练带的两端，高举过头顶（注意完全伸展肘部，或伸展至最大限度），再缓慢向前下放（图2-62）。

（2）肘伸展训练

1）肘部推举训练（图2-63）：主要目的是锻炼肱三头肌。患者取站立位，一脚踩训练带的一端，注意要踩实，避免滑脱；训练带的另一端缠绕于对侧手（如患肢为左手，即右脚踩左手缠绕）。肩部伸展，肘部自然弯曲，缓慢向后伸展肘部，保持5秒，再返回起始动作。

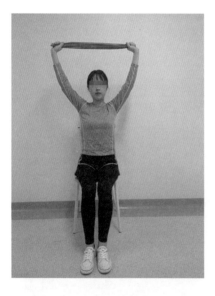
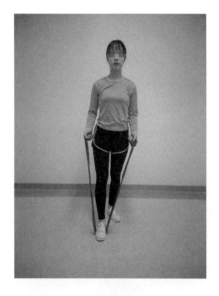

图2-62　肘部内收训练　　　图2-63　肘部推举训练

2）肘部弯曲挛缩拉伸训练：患者取坐位，肘部平稳放于桌面上，可在肘部下方垫毛卷，防止肘关节在训练时移位。手拉训练带或将其缠绕于手腕，固定训练带于桌面另一端，进行拉伸训练，并逐渐增加动作保持时长和肘关节的活动度。

3）肱三头肌伸展训练：患者取坐位，患侧手抓训练带的一端，健侧手抓另一端并稳定于患侧膝关节的位置。患侧手肘屈曲，向后拉动训练带至肘部伸直或至最大角度。在拉动过程中注意保持肩关节伸展，再缓慢恢复至起始动作（图2-64）。

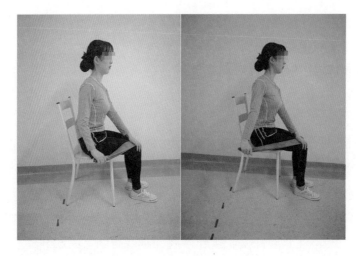

图 2-64　肱三头肌伸展训练

（3）肘屈曲训练

1）屈肘训练：患者取站立位或坐位，一脚踩实训练带中央，双手缠绕训练带的两端，直至拉紧，肘部伸展。弯曲肘部，保持数秒，再伸展肘部恢复至起始动作（图 2-65）。

2）90°增强式肱二头肌训练：将训练带固定于身前，与肩部高度一致。患侧手缠绕训练带的一端，前臂与身体呈 90°角，屈肘 90°，健侧手托住患侧肘部，拉动训练带，进行屈肘动作，保持 5 秒后，缓慢恢复至起始动作（图 2-66）

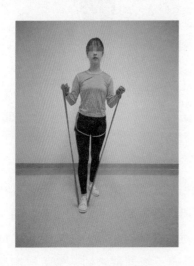
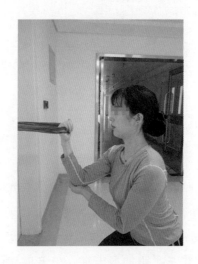

图 2-65　屈肘训练　　　　　图 2-66　90°增强式肱二头肌训练

6.肘关节脱位合并骨折　肘关节脱位合并骨折的患者，应遵医嘱进行关节活动度的训练。

（1）肱骨干骨折：肱骨干骨折容易发生桡神经和肱骨滋养动脉损伤，故肱骨中段骨折不愈合率较高。在复位固定后，患侧肘屈曲90°悬吊于胸前，前臂稍旋前，尽早进行指、掌、腕关节的主动运动，同时进行上臂肌群的主动等长收缩运动，禁止上臂的旋转运动。固定2~3周后，行肩、肘关节的主动运动和被动运动，同时增加关节活动度。待解除外固定后，再进行肩、肘关节的肌力训练及活动度训练。

（2）肱骨髁上骨折：儿童多见，多为关节囊外骨折，可分为伸展型和屈曲型，常合并血管、神经损伤及肘内翻畸形。手术3~4天后可进行指、掌、腕的主动运动和站立位的肩部摆动练习，1周后增加肩部的主动屈伸、外展训练，并逐步增大运动的幅度。伸展型肱骨外上髁骨折患者早期可开始进行肱二头肌和旋前圆肌的静力性抗阻练习，暂缓肱三头肌、旋后肌的主动收缩训练。屈曲型骨折患者应做肱三头肌的静力收缩，暂缓肱二头肌、旋前圆肌的主动收缩。骨折愈合后可进行必要的关节活动度训练，如全面的肩、肘屈伸和前臂旋转训练。在训练及护理时，医生须严密观察患肢有无血运障碍和感觉异常，发现血管损伤并发症，应及时处理，避免造成前臂肌肉缺血性坏死。

（3）尺桡骨骨折：治疗较为复杂，且预后差，常引起肘屈伸、前臂旋转等功能障碍。复位固定后，早期练习肩部和手部的活动。用力握拳和屈伸手指，以减少前臂肌群的粘连；上臂、前臂肌肉进行等长收缩的训练；患者取站立位时，前臂用三角巾悬吊于胸前，进行肩部的前、后、左、右摆动及水平方向的画圈运动等。2周后进行肘关节的屈伸运动，频率、范围逐渐增加，禁止前臂的旋转运动。骨折临床愈合后，全面进行肩、肘、腕关节的屈伸训练，重点进行前臂的旋转肌力训练和活动度训练。

（三）肘关节训练的注意事项

（1）上述训练方法均是按照常规情况制订，具体执行中应根据个体情况和手术情况的不同，在医生指导下完成。

（2）功能训练中存在的疼痛不可避免，若疼痛在训练停止半小时内消退至原水平，不会对组织造成损伤。

（3）进行肌力训练时，以肌肉有酸胀疲劳感为宜，待充分休息后进行下一组训练。练习的时长、负荷等，必须根据要求完成，否则很难达到预期效果。

（4）除手术肢体制动保护外，其余的身体部位应尽可能多活动，提高整体循环的代谢水平，从而更好地促进手术局部恢复。

（5）早期的关节活动度练习，每日进行1~2次，角度有所改善即可，避免反复屈伸引起局部肿胀。若关节活动度长时间（＞2周）没有进展，则可能是关节粘连，应高度重视，并及时复查。

（6）活动度训练完成后，立即给予冰敷15~20分钟（注意防止冻伤）。如果

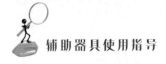

平时感觉关节肿、痛、发热明显等，可再行冰敷，每日 2~3 次。

（7）关节肿胀会持续整个练习期，直至关节活动度、肌力和刺激因素消失才会完全消失。训练过程中必须控制关节肿胀的程度，不能持续增加，总趋势应是肿胀逐渐消退。如果肿胀增加，且局部红、肿、热、痛等明显，必须立即停止练习，增加冰敷的次数，并及时就医。

四、使用肘部矫形器的注意事项

（一）掌握正确的穿脱方法

（1）穿戴矫形器前检查肘部矫形器是否完好，部件如铰链、螺丝、弹簧、弹力皮筋是否牢固。

（2）掌握正确的穿脱方法，操作时按照程序逐一进行，做到安全、便利，不损害矫形器。

（3）掌握穿戴时间：根据治疗需要，确定穿戴矫形器的时间。应尽早取下矫形器进行关节活动度训练。

（4）矫形器穿在肢体上要稳定，避免松脱而影响治疗效果，造成组织损伤。

（5）佩戴时必须松紧适宜，注意肢端血液循环，随时观察肢体有无肿胀、皮肤颜色有无异常，尤其是首次佩戴矫形器前两日。气温高时应避免汗水的积累，防止皮肤破溃感染。若有异常情况，应及时调节固定带或松解矫形器。

（二）预防关节固定造成的关节挛缩和肌力下降

在矫形器固定的情况下进行肌肉等长训练，尽早进行关节活动度训练。未固定的关节应早期进行训练，防止正常关节因制动而挛缩。

（三）矫形器的维护与保养

做好矫形器的维护、保养，是保证治疗效果、充分发挥矫形器的作用、延长矫形器使用寿命的重要措施。在患者治疗过程中，嘱患者做到按要求穿戴矫形器；保持矫形器清洁、干燥，做好防潮、防锈，在金属关节部位涂抹润滑油；将矫形器放于安全的位置，避免重物的挤压；防止矫形器接触到锐器；避免将矫形器放于高温下烘烤，特别是低温热塑材料类矫形器；不要用高浓度的洗涤剂清洗，更不要接触化学物品；若发生松动、破损等问题，应及时送交制作部门处理。

（汪学玲　王学萍）

第六节　腕手矫形器使用指导

手是日常生活和工作中最常用的一个部位，极易因外伤或其他原因导致其感觉、运动功能障碍。腕手矫形器是一种手功能康复辅助治疗器具，也称手支具或手夹板。腕手矫形器的基本功能是通过外力作用控制或矫正畸形，防止肌肉或关节挛缩；支撑麻痹的肌肉，保持或固定肢体在功能位置上；辅助无力的肢体运动等。

一、腕手矫形器的分类及适用人群

腕手矫形器根据功能可分为静态腕手矫形器、动态腕手矫形器、长对掌矫形器和夹持矫形器。

（一）静态腕手矫形器

静态腕手矫形器又称固定式腕手矫形器，作用是固定腕关节在功能位。常见的种类如下：

1.护腕（图2-67）　基本作用是支持、固定、稳定腕关节呈背伸功能位。护腕可以用高温塑料板、低温塑料板制作，也可以用弹性较好的织物制作，内衬金属或塑料支撑条。护腕适用于腕扭伤、腕融合手术后、腕关节成形术后、腕管松解术后、Colles骨折等患者。

2.前翘式矫形器（图2-68）　也称腕背伸静态矫形器。将腕关节固定于功能位（背伸20°~30°），从而固定手和腕关节。该矫形器最基本的要求是腕关节达到一定的伸展角度，通常将它设定为背伸40°，使伸肌腱松弛、屈肌腱紧张。前翘式矫形器适用于周围神经麻痹和损伤（以桡神经和正中神经为主）、中枢神经麻痹造成的痉挛手、腕手部骨折和术后固定等患者。

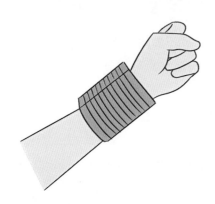

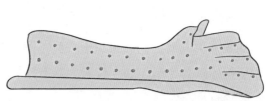

图2-67　护腕　　　　　　　　　图2-68　前翘式矫形器

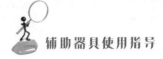

3. 卡普兰型矫形器 此类矫形器从前臂伸肌侧（背侧）支撑，可以减少屈肌刺激。其适用于中枢性麻痹、痉挛明显的患者。

4. 手的休息位矫形器 将腕、手指、拇指固定于功能位、休息位或一定角度的位置，可减轻疼痛，缓解肌张力过高，预防畸形。该矫形器可用于周围神经麻痹、创伤后、手术后、偏瘫患者的肢体固定等，不适用于严重的痉挛患者。手的休息位矫形器按结构可分为掌侧型和背侧型。

（二）动态腕手矫形器

动态腕手矫形器（图2-69）可用于腕伸肌和指伸肌麻痹以及桡神经麻痹的患者，也称桡神经麻痹用矫形器。该矫形器利用钢丝、橡皮筋及弹簧的弹性，辅助腕关节、手指伸展，同时腕关节和手指还可以屈曲。动态腕手矫形器的常见种类如下：

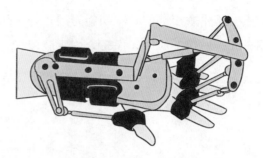

图2-69 动态腕手矫形器

1. 托马斯型悬吊矫形器 利用带衬垫的前壁背侧板（5厘米×10厘米）上的钢丝和橡皮筋的弹性辅助腕关节与拇指伸展，使腕关节大致位于背屈功能位。

2. 组件式腕手动态矫形器 利用钢丝、橡皮筋及弹簧的弹性，辅助腕关节、手指伸展，同时腕关节和手指还可以屈曲。并利用铝合金片或塑料作支架，用螺丝将各个零部件组合在一起的矫形器。该矫形器适用于腕伸肌、指伸肌的麻痹或腕屈肌、指屈肌的麻痹患者。

（三）长对掌矫形器

长对掌矫形器是一种用结构延长至前臂的拇指矫形器，能保持拇指与其余四指的对掌，尤其是示指、中指；也可以将不能主动控制的腕关节固定在一定的功能位上。长对掌矫形器适用于第7颈髓损伤、臂丛神经麻痹、正中神经高位型麻痹等。

（四）夹持矫形器

夹持矫形器通过支撑杆将拇指固定于对掌位，再用金属或塑料框架对示指、中指进行支撑的同时，保持其腕关节的可动性，从而使这三指可用三点捏取的矫形器。

二、腕手矫形器的使用方法

不同疾病引起的损伤或组织愈合的不同阶段（如骨骼、肌腱、神经、韧带），腕手矫形器的选择、制作和穿戴时间均有差异，尤其是定制的矫形器，更应随着疾病的发展进行动态调整。

矫形器的使用需要医生根据患者的功能障碍部位、范围、程度，针对要解决的问题，在不同的康复阶段，选用适当的矫形器。在缺乏合适的矫形器时，还需要设计出新的样式供患者穿戴，以满足个体化需求。

挑选或制作出适当的矫形器后，会有专业的康复科医生或矫形医生指导患者使用，如穿戴方法、穿戴时间、穿戴频率，以及穿戴矫形器后可能出现的不良反应及处理措施。在治疗过程中，还应对所用矫形器不断进行调整，以适合病情康复过程中不断改变的需要。

矫形器的要求首先是作用适当，矫形器应该起到应有的治疗作用。其次，由于在治疗过程中需要经常将器具戴上和脱下，所以穿戴后应觉舒适、方便；如果穿戴不舒适，说明有的部位压力过大，若不及时解决，严重者会引起皮肤压力性损伤，延长愈合周期，增加医疗费用，加大家庭负担。最后是美观，一个好的矫形器应给人愉悦的观感，也易于为患者所接受，而一个外观丑陋的器具会增加患者穿戴的心理压力。

总之，存在手功能障碍需要康复的患者应及时寻求康复科医生治疗，选制适当的腕手矫形器，并随时监测器具的使用情况，使其发挥最大的康复治疗作用。

（一）周围神经损伤

正中神经损伤修复术后 1~3 周，腕关节可置于屈曲 20° 的位置，手指可自由活动；桡神经损伤修复术后患者可穿戴防止关节过度背伸的矫形器。损伤修复后 3~6 周，关节的活动幅度可循序渐进地增加，矫形器必须进行相应的调整。配合主被动训练之后，晚间休息时也应穿戴休息支具将手腕和手指放于功能位置，预防可能出现的肌肉萎缩、畸形或关节僵硬等。

（二）肌腱损伤

肌腱损伤最常见的问题是水肿、肌腱粘连、手指关节挛缩僵硬，严重影响患者的工作和生活。肌腱损伤修复术后 2~3 天，患者可使用组件式腕手动态矫形器，将手腕置于屈曲 30°，掌指关节屈曲 70°，受伤手指被橡皮筋牵引至屈曲位。在橡皮筋的牵引协助下，关节可在支具内被动屈曲和主动背伸，使肌腱有滑行动作，以减少肌腱粘连。需要注意的是，此阶段不能主动收缩屈肌腱。矫形器须全日穿戴，早期活动每小时约 10 次；术后 4~6 周可改为手腕伸直型的固定矫形器，使手指能自由活动，配合压力衣控制瘢痕增生，预防关节挛缩；术后 7~12 周，使用矫形器矫正关节僵硬及挛缩的同时，可逐渐开始抗阻力的手握力训练、功能训练及被动式训练。

（三）掌骨骨折

1. 掌骨头颈部骨折　掌指关节须固定于屈曲位约 40°，近指关节和远指关节可自由活动。

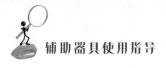

2. 掌骨中段骨折　骨折位须用支具从掌前到手背后全筒式地牢牢固定，手腕和手指均可自由活动。

3. 掌骨底部骨折　腕关节须固定于背伸位约30°，可固定骨折位，手指可自由活动。矫形器穿戴时间为4~6周。

三、腕手部肌力训练及关节活动训练

手是运动器官，在生活和工作中最易遭受创伤。腕手损伤后的功能障碍是因瘢痕挛缩、肌腱粘连、肿胀、关节僵直、肌肉萎缩、组织缺损、伤口长期不愈合等原因造成的运动和感觉障碍，腕手矫形器配合康复功能锻炼，可使腕手损伤患者的手术效果和功能恢复明显提高。

腕关节的背伸（仰向手背方向运动称为伸腕或背伸）、掌屈（向手心方向运动称为屈腕或掌屈）、桡偏（解剖位向外展手腕，也称桡偏）、尺偏（解剖位向内收手腕，也称尺偏）范围见表2-1。进行腕手部肌力训练和关节活动训练的目的是使腕关节的活动范围趋于正常。神经或肌腱损伤修复术后3周、急性关节炎、不稳定骨折或手术后须严格制动的患者，不宜进行以下训练，或者应在康复科医生的指导下进行训练。

表2-1　腕关节的活动范围

腕关节活动	活动范围
背伸	35°~60°
掌屈	50°~60°
桡偏	25°~30°
尺偏	30°~40°

（一）腕手部肌力训练

采用皮球、橡皮筋练习，可进行指屈、伸肌训练，也能对所有手部肌群进行训练。训练时患者应尽量用力捏皮球或挑动橡皮筋网，每次维持10秒，每组20~30次，每日3~4组。进行肌力和肌耐力的训练一定要循序渐进，不可超过关节稳定性组织所能承受的压力极限。

（二）主动训练

1. 握力训练　双手伸直，先握拳后放松，将五指伸直，交替进行，每组30~50次，每日3~4组。训练以腕部感觉不到酸痛为宜，也可逐渐增加抓握的次数。

2. 手精细功能锻炼

（1）杯中取物：从杯子中捡小物件，锻炼掌指关节屈曲、对指。

（2）杯中夹物：利用筷子从杯子里夹取小物件，进行对指、夹捏和手的灵巧性、协调性练习。

（3）转螺丝钉训练。

（4）串珠子游戏。

3. 抗阻训练

（1）沙袋放于手掌的背部，腕关节做背伸活动，增加腕关节的活动度及前臂伸肌群的肌力（图 2-70）。

（2）沙袋放于手掌的掌心部，腕关节做屈曲活动，增加腕关节的活动度及前臂伸肌群的肌力（图 2-71）。

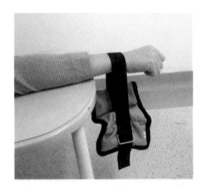

图 2-70　腕关节做背伸活动

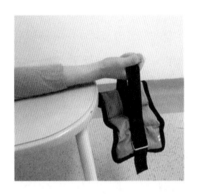

图 2-71　腕关节做屈曲活动

4. 被动辅助关节活动度训练

（1）伸腕、伸指辅助训练：健侧手握住患侧手的掌心部，再用力向上伸腕，五指插入患侧掌指之间的关节（图 2-72）。

（2）屈腕、屈指辅助训练：健侧手托住患侧手的手背，再用力向下屈腕，辅助屈曲掌指关节（图 2-73）。

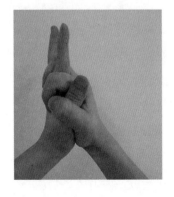

图 2-72　伸腕、伸指辅助训练

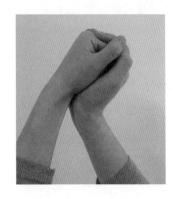

图 2-73　屈腕、屈指辅助训练

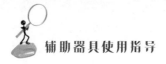

5.器械辅助训练

（1）手握哑铃，首先手掌向上握哑铃，手臂自然下垂，再向上抬起；手掌向下握哑铃，做由下而上的运动。两个方向各25次，锻炼腕屈肌。

（2）双手握球（如网球），也可用其他能手握的物品，上下翻动手腕各20次。球的重量可根据自己的力量调整。

6.手法牵张训练　当关节、肌腱有粘连时，缓慢地牵张、按摩粘连部位，可以维持和增加关节活动和肌腱滑动。

四、使用腕手部矫形器的注意事项

（一）腕手部矫形器的作用

1.固定和/或纠偏作用　将腕手部固定成功能位、休息位等姿势，促进损伤组织的愈合和腕手功能的活动。

2.牵引作用　动力性矫形器具有弹力牵引作用，可以提高相关部位的肌力和相关的关节活动范围。

（二）腕手矫形器的使用要点

1.掌握正确的穿脱方法　腕手矫形器的类型繁多，且需要配合康复阶段的具体情况不断调整。操作时按照程序逐一进行，做到安全、便利，不损害矫形器。

2.正确使用矫形器训练　使用固定型腕手矫形器时应在康复科医生的指导下进行肌肉等长训练，早期每日行2~3次关节被动运动，可逐渐增加；痉挛肢体穿戴前应先做牵拉，降低肌肉的高张力；持续穿戴矫形器两小时以上时，须定期松解矫形器，对骨突处应加以保护，避免压力性损伤的发生。

3.穿戴时间合理　穿戴腕手矫形器的时间可因疾病类型、病情发展和使用目的的不同而有所差异。有的患者需要持续穿戴，有的只需训练、工作时穿戴；有的需穿戴数周，有的则需穿戴数月。因此，佩戴腕手矫形器应定期随访，严格遵守运动处方。

4.注意观察与处理穿戴后的不良反应　观察是否出现因矫形器过紧而造成的掌指关节指端循环障碍，如指尖有无皮肤发白或红肿，有无感觉发麻等。若出现不适，应立即松解矫形器，同时应注意骨突处皮肤是否出现压力性损伤。

5.维护与保养矫形器　正确穿戴矫形器，避免因穿脱不当而造成损坏；保持矫形器干燥、清洁，防止潮湿、生锈；金属关节部位需要常涂抹润滑油来保持关节润滑，避免重物挤压损坏；避免接触高温环境，尤其是低温热塑材料；禁止用高浓度洗涤剂清洗。若发现松动或破损等问题，应及时送交制作部门处理。

（三）防治穿戴矫形器后的不良反应

1. 长期制动引发失用性肌萎缩及肌力下降　在矫形器固定的情况下进行肌肉等长训练，主动进行收缩与放松而不引起关节角度的改变。在保持关节及肢体稳定的基础上进行肌肉牵伸训练，防止肌肉萎缩，提高肌力；亦可在矫形器的保护下，配合物理疗法如脉冲电刺激，刺激肌肉运动。

2. 关节固定制动造成肌肉挛缩、关节活动度下降　长时间的制动均会造成关节肌肉纤维及其他软组织胶原纤维缩短，引起关节的主动、被动活动范围不足。同时，肢体摆放的位置、制动的时间、关节的活动范围及原发病等，都会直接影响肌肉挛缩的发生。为了预防关节的挛缩，在穿戴矫形器的过程中，需要在治疗师的帮助下做被动运动，每日 2~3 次，直至达到关节的最大活动度。

3. 频繁的穿脱矫形器导致肌痉挛加重　痉挛是一种运动性功能障碍，也是上运动神经元损伤的基本表现之一。其病理机制是由于牵张反射兴奋性增高，导致速度依赖性张力性牵张反射亢进，伴随腱反射亢进。

4. 长时间、持续性的机械压力作用造成压力性损伤　腕手部皮肤薄，脂肪组织少，骨突出明显，极易造成压力性损伤。穿戴矫形器时应避免压迫血管，影响肢体血液循环；保护皮肤，保持皮肤清洁、干燥；关节、骨突处皮肤不受压迫，矫形器边缘应光滑，使皮肤不受摩擦；学会自我观察皮肤温度、颜色、感觉。若出现患肢麻木、肢端皮肤温度降低或升高、皮肤颜色变白等异常情况，应及时调节固定带或松解矫形器，并及时就医。

5. 心理依赖　矫形器使用的重要原则是将其视为暂时性工具，患者的机体功能一旦恢复或症状改善，就应及早放弃矫形器。但部分患者在使用矫形器取得疗效后，对矫形器会产生心理依赖，在功能完全恢复和症状明显得到改善的情况下，仍然希望借助矫形器的支撑与保护，这些均不利于机体组织的功能恢复和发挥。

使用矫形器治疗一段时间后，需要及时评测患侧肢体的功能，根据患者功能的恢复情况，决定是否继续使用矫形器治疗，对无须继续使用矫形器而又对矫形器存在心理依赖的患者，矫形师应该耐心向患者解释，同时对其进行试验性训练消除其顾虑。

（汪学玲　王学萍）

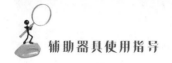
第七节　髋部矫形器使用指导

　　髋部矫形器是一种用于矫正髋关节，控制和 / 或固定髋关节的屈曲、伸展、内收、外展等关节运动的矫形器。固定范围上至腰椎部，下至大腿部，包括整个骨盆和大腿部分。常见的髋部矫形器一般由骨盆带或骨盆架、髋关节金属铰链、金属直条、大腿箍、腿套构成。

　　髋部矫形器的使用目的：①固定病变的脊柱和下肢关节，控制下肢不随意活动，矫正和改善行走步态。②保护髋关节，减轻或免除髋部、下肢负荷，支撑体重，促使炎症消退、病变或骨折愈合。③代偿已丧失的功能，辅助下肢活动。④矫正畸形或预防畸形发展，限制关节异常活动，改善肢体功能，利用牵引装置减轻神经压迫，解除或减轻肌肉痉挛。

一、髋部矫形器的分类及适用人群

（一）根据结构分类

　　1. 固定式髋矫形器（图 2-74）　即静止式髋关节外展矫形器，通常采用硬树脂制作，包住骨盆和大腿部分成为一体，利用尼龙搭扣带固定，为加强支撑，可一侧加支条。该矫形器常用于各种髋关节疾病手术后的固定。髋关节术后固定用的矫形器也可分成两截，做成骶髂围和大腿围，中间用支条连接固定。此种髋部固定矫形器比较轻便，也便于制作，但支条要有足够的强度。

　　2. 髋关节铰链式矫形器（图 2-75）　即动态矫形器，又分为单轴髋关节铰链和双轴髋关节铰链。此矫形器通过与骨盆带或骨盆架配合使用，控制髋关节的活动。

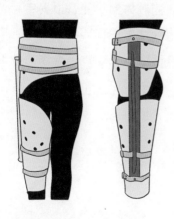

图 2-74　固定式髋矫形器

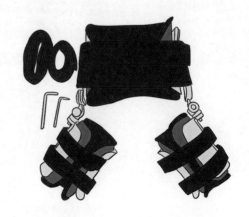

图 2-75　髋关节铰链式矫形器

其中单轴髋关节铰链允许髋关节屈伸，限制内收、外展、内旋、外旋活动；双轴髋关节铰链允许髋关节屈伸、内收、外展，仅限制髋关节的旋转活动。此矫形器主要适用于小儿麻痹后遗症、脊髓损伤等神经肌肉疾病引起的截瘫等患者。

（二）根据作用部位分类

1.单侧髋大腿矫形器 与双髋大腿矫形器同属铰链矫形器，由骨盆带、双侧支条、半月箍、足蹬和髋、膝、踝关节铰链组成。根据不同的功能需求，可选择带锁或不带锁的髋、膝关节铰链。若患侧下肢明显短缩，可配合补高鞋使用。此矫形器适用于一侧下肢的肌肉全瘫且肢体短缩、手术治疗无效者。

2.双侧髋大腿矫形器 由腰骶椎矫形器和双大腿矫形器用髋铰链连接组成，也可当作带腰椎矫形器的大腿矫形器，矫正腰椎的同时可作用于髋关节。此矫形器适用于脊髓损伤和末梢神经麻痹引起的双侧下肢广泛瘫痪者，在站立和行走时可支撑躯干。

3.髋膝踝足矫形器（图 2-76） 又称"髋大腿矫形器"。该矫形器可固定于骨盆，通过不同功能的髋、膝、踝铰链，以及利用对下肢各关节支撑的控制，将患者的体重产生的重力由臀部、坐骨通过矫形器，直接传递到地面，由矫形器代替下肢的支撑作用，提供支持、减轻或免除负荷，辅助患者站立和行走，稳定下肢关节，防止肌肉萎缩，矫治关节畸形，促进康复。此矫形器适用于髋部肌肉广泛瘫痪，以及髋关节松弛不稳或伴有内、外旋畸形的患者，也适用于脊髓灰质炎后遗症、脑性瘫痪、

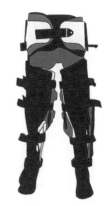

图 2-76 髋膝踝足矫形器

高位截瘫、偏瘫、肌源性或神经源性肌无力等引起的下肢瘫痪者。

（三）根据功能需求分类

1.髋外展矫形器 其结构特点是根据患者身体的石膏模型定制，由塑料骨盆座、髋外侧金属直条、大腿箍和腿套构成，主要用于控制髋关节位于伸直位，限制髋关节的屈曲和内收活动。此矫形器适用于全髋关节置换术后的患者，可以预防髋关节脱位，使置换的髋关节能稳定结合；在治疗患儿脑瘫时也有应用。此矫形器对于髋关节的旋转功能控制能力较小，可以将髋外展矫形器与膝踝足矫形器联用，以便更好地控制髋关节旋转活动的能力。

2.髋内收、外展控制矫形器 也称髋活动支具。其结构特点由模塑塑料骨盆座、双侧髋关节铰链、双侧大腿箍与环带构成，可控制患者髋关节的内收和旋转活动，调节限制内收的程度，而髋关节屈伸功能不受限制。此矫形器适用于下肢痉挛性麻

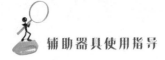

痹的脑瘫患儿，可使患儿逐步改善剪刀步态。

（四）根据作用分类

髋部矫形器广泛应用于先天性髋臼发育不良、先天性髋脱位等儿童骨科的常见疾病。可将以下矫形器纳入髋部矫形器的范围（图 2-77）。

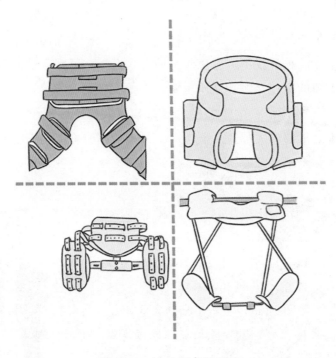

图 2-77　小儿髋部矫形器

1. **蛙式外展矫形器**　又称蛙式矫形器或蛙式支架。这是一种儿童常用的髋脱位矫形器，由臀部托板、大腿固定箍、固定带、肩吊带构成。其作用是保持髋关节屈髋、外展位，防止再脱位，促进髋关节正常发育。内收肌的张力可以形成股骨头对髋臼的压力，有效刺激髋臼的发育，达到良好的治疗效果。但在使用蛙式外展矫形器的过程中，应预防长时间的内收肌张力过高、股骨头对髋臼的压力过大而导致的股骨头缺血性坏死。此矫形器常用于治疗 3 岁以下患儿的先天性髋关节脱位、臼窝发育不全或髋关节脱位患儿在手法复位后蛙式石膏固定 1~3 个月后的康复治疗。随着矫形技术的发展，蛙式矫形器现已成为矫治幼儿先天性髋关节脱位的必备用具。

2. **巴普立克（Pavlik）型小儿髋外展固定带**　又称巴普立克肩吊带，属于软性矫形器。此矫形器由软布带制成，可以控制髋关节在屈曲位，而不限制膝关节、踝关节的运动。矫正过程中允许患儿有限制地静止活动，并根据患儿成长发育的程度，调整固定带长度及定位角度，使矫正固定效果得以充分发挥。此矫形器适用于出生几周至 12 个月以内、未下地行走、具有先天性髋关节脱位和髋关节不稳等症状的患儿。8 个月以内的患儿使用效果最佳，但需要每 4~6 周临床检查 1 次，动态调整，促进髋臼和股骨头骨骺发育。

3. 温-罗森（Von Rosen）夹板　可以将髋关节控制在屈曲、外展、外旋位。改良后的湿-罗森夹板由塑料板制成，更加贴合患儿的身体。夹板的上部固定在肩部，中间部位包在腰部，下方绕过大腿，将髋关节控制在屈曲、外展、外旋位。此类矫形器对髋关节的控制功能较好，但因质地较硬，需要经常检查肢体控制的位置，并注意预防皮肤压力性损伤。

4. 蒂宾根（Tübingen）屈髋矫形器　主要由肩带、大腿托、大腿托间直条、四条连接珠链构成。大腿托和肩夹板之间用珠链相连，可以将患儿的双侧髋关节控制在屈髋 90° 以上，保持轻度外展位，而膝关节、踝关节的运动不受限制；可以通过珠链调节髋屈曲角度，通过带卡槽的支撑杆，按需要调节大腿的外展角度。此矫形器不像蛙式外展矫形器可使患儿髋关节长时间地保持在极度的外展位，从而很大程度地减少了股骨头缺血性坏死的可能性。此矫形器适用于先天性髋臼发育不良、Graf Ⅱd 级婴幼儿髋发育不良症的新生儿至 1 岁的婴幼儿。

5. TTO-BOCK 型矫形器　通过背带调节髋屈曲角度，横杆调节髋外展角度，两侧面有两个球形铰链，在固定的情况下做髋部轻微活动。此矫形器适用于 1~2 岁的先天性髋关节脱位患儿。

（五）股骨头无菌性缺血性坏死治疗用矫形器

股骨头无菌性缺血性坏死是一种儿童发育过程中股骨头血运障碍所引起的股骨头骨端部位部分或全部缺血性坏死，是一种自愈性疾病，多见于 4~8 岁的儿童。治疗股骨头缺血性坏死的矫形器，结构有很多，材料各不相同，但基本原理相同。应尽量做到坐骨承重，以免除股骨头的承重；尽量保持髋关节外展、内旋位，使股骨头能包容在无病变的髋臼中。常见的类型有多伦多型、三边形接受腔式、西尾式外展内旋位免负荷矫形器、步行外展支架、斯泰德吊带等。

二、髋部矫形器的使用方法

（一）髋膝踝足矫形器

（1）穿戴前，检查各部位零件的完整性，各铰链无杂音、无阻力地工作，且转动自如，开闭灵活，锁紧后无松动。使用髋膝踝足矫形器时，髋、膝、踝关节轴必须与生理关节轴位相对应，踝铰链轴通过内踝下缘或外踝中点，膝铰链轴对应于股骨内髁最突出点，髋铰链轴位于大转子上 25~45 毫米处，略偏前方；髋、踝关节位于同一额状面内，并与关节轴线应相互平行。各铰链的活动角度应达到治疗中规定的要求。此矫形器负重时，支条和铰链与皮肤的间隙应为 5~10 毫米。

（2）穿戴此矫形器时，患者取床上健侧卧位，穿戴好腰髋部后平卧，再穿下肢。

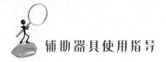

穿戴下肢时，应将足踝背屈5°~10°，一人协助患者抬高患肢，将患肢放入矫形器，调整髋、膝、踝的关节轴放于合适位置，足跟应踩实；将腰部和下肢连接，依次扣固定带至松紧度合适，遵医嘱调整髋部铰链的固定角度。对于髋内收畸形者，先将铰链调整至中立位，再逐渐拉外侧螺旋撑拉器，使患侧髋关节外展，调整膝关节至合适的角度后固定，固定卡盘，穿戴好后进行站立、坐位活动，安全舒适，以不造成髋、膝、踝部的局部疼痛为宜。

（二）婴幼儿髋臼发育不良、髋脱位治疗用的矫形器

婴幼儿髋部矫形器的种类繁多，穿戴时一般先固定腰部，再穿戴髋部，固定肩部。穿戴时多采取抱躺或平卧的姿势。由于患儿发育较快，所以应动态选择大小合适的矫形器。使用中的前几日如果患儿不停地啼哭，需要取下矫形器，及时请医生和矫形师进行检查；早期应持续或长时间佩戴，佩戴时间随着病情的好转再逐渐减少；定期复查，每3~4周复查1次，认真检查肢体位置和装配的适合情况，根据患儿的发育情况及时调节。

三、髋部肌力训练及关节活动度训练

（一）肌力训练

肌肉萎缩、肌力下降是髋部矫形器穿戴的常见不良反应，因此，应积极锻炼髋关节周围的肌肉和股四头肌肌力。系统的康复训练可以使髋关节较快地恢复正常功能，减少并发症，缩短住院时间，从而提高患者的日常活动能力。肌力训练方法有很多，按照主动用力程度可分为被动运动、助力运动、主动运动、抗阻运动，按照肌肉收缩类型可分为等长运动、等张运动和等速运动。

1.被动运动　是由护理人员或患者家属对关节部位活动和肌肉按摩。患者一般采取仰卧位，静态下放松肌肉和肢体的紧张感，在他人的帮助下进行足踝、足趾、膝关节和髋关节的被动屈伸、旋转运动或者肌肉按摩和牵拉。进行被动运动时不要引起明显的疼痛，碰到关节粘连感时，避免暴力强行运动。

2.助力运动　患者肌力2级以上3级以下，自主关节活动或活动范围达不到正常值，缺乏足够的力量完成主动运动时，医务人员、患者本人的健侧肢体或利用器械可提供力量来协助患肢进行的运动。遵循主动运动为主、助力运动为辅的原则。

3.主动运动　肌力达到3级或以上时，可以依靠自身能力进行主动运动。主动运动可以促进血液循环，具有温和的牵拉作用，能松解粘连组织，牵拉挛缩组织，保持和增加关节的活动范围。训练方法如下：

（1）下肢肌肉按摩：按摩主要针对下肢的臀肌、大腿肌、小腿肌及屈趾肌。按摩手法应刚柔适度，由远到近依次按摩，促进下肢血液回流，减轻水肿。

（2）股四头肌收缩训练：股四头肌是全身最大的肌肉，属于大腿肌的前群肌肉。加强股四头肌的训练对良好的预后有重要意义。

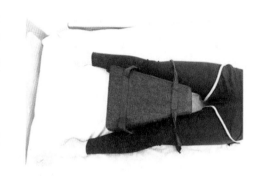

图 2-78 仰卧位股四头肌收缩训练

1）患者取仰卧位，伸直双下肢，双下肢之间放置 T 形枕（预防髋关节内收），患侧下肢可平放或放于枕头上，收紧股前方肌使膝关节向下压，压力逐渐达到最大再减轻（图 2-78）。

2）患者半坐卧位于床上或柔软的地垫上，双手向后支撑，双膝伸直，下方垫一枕头，双膝间夹枕头或梯形枕，双膝向内同时挤压枕头，在保持这种挤压的条件下收紧股前部肌肉，使双膝同时下压膝后方的枕头。髋关节置换术后早期的患者患肢须避免内收（图 2-79）。

（3）臀肌收缩训练：患者取仰卧位，伸直双下肢，两下肢之间放置 T 形枕，收紧臀部，至臀部有夹紧的感觉为止，直至最大力量后再逐渐放松。

（4）直腿抬高训练：患者取仰卧位，伸直双下肢，两下肢之间放置 T 形枕，大腿前方股四头肌收缩，踝关节尽可能背伸，缓慢抬起下肢离床约 20 厘米，保持 3~5 秒。健侧、患侧肢体交换进行抬高训练（图 2-80）。

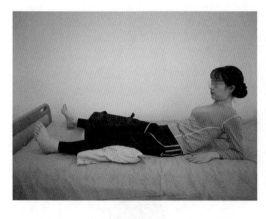
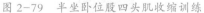

图 2-79 半坐卧位股四头肌收缩训练

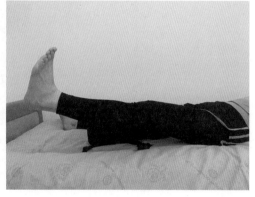

图 2-80 直腿抬高训练

4.抗阻运动 适用于肌力大于 3 级患者的肌力训练。抗阻训练是肌肉在克服外来阻力时进行的主动运动，阻力的大小根据患肢肌力而定，以用力后能克服阻力完成运动为度。抗阻训练可以增强肌肉力量，均衡肌肉差异。

（二）关节活动度训练

1.踝泵运动 分为屈伸动作和环绕动作，可进行主动运动或被动运动。

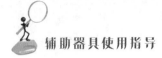

（1）屈伸动作：患者平躺或坐于床上，双下肢伸展，大腿放松，将脚尖缓慢内勾，尽力使脚尖朝向自己，至最大限度时保持5~10秒，然后脚尖绷直下压，至最大限度时保持5~10秒，再放松（图2-81）。

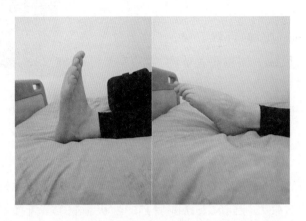

图2-81 屈伸动作

（2）环绕动作：患者平躺或坐于床上，双下肢伸展，大腿放松，以踝关节为中心，脚趾做360°环绕，尽力保持动作幅度最大（图2-82）。

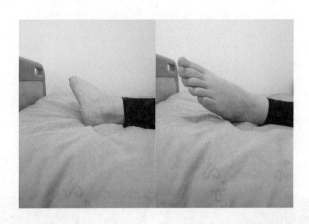

图2-82 环绕动作

2. 脚跟滑动训练 取仰卧位，伸直双下肢，双下肢间放置T形枕，操作者一只手放于患者膝关节处，另一只手放于患肢的足上，缓慢从脚跟向臀部做屈腿动作。训练时不要使膝关节向两侧摆动，足面不离开床面，肌肉力量足够时可做主动运动（图2-83）。

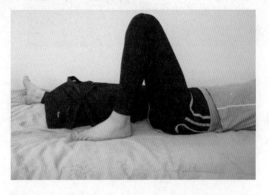

图2-83 脚跟滑动训练

3.髋关节屈伸训练 患者取仰卧位，伸直双下肢，双下肢间放置 T 形枕，操作者将手放于患者患肢的腘窝处，不用力，或患者自行护住膝关节，保护患肢，将小腿抬离床面，做伸膝、屈膝动作，髋关节屈曲 30°~90°，在空中保持 3~5 秒后，再放松（图 2-84）。

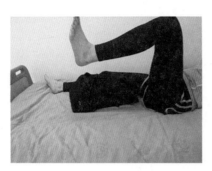
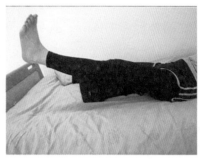

图 2-84 髋关节屈伸训练

4.下肢悬吊功能训练 患者取仰卧位，伸直双下肢，双下肢间放置 T 形枕，将身体移向患侧的床边，患肢悬挂于床旁 1~2 分钟，再抬高放于床上 6~7 分钟，并逐渐增加患肢的下垂时间，减少抬高的时间（图 2-85）。

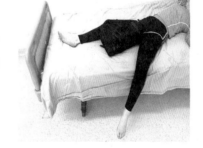

图 2-85 下肢悬吊功能训练

四、使用髋部矫形器的注意事项

（一）穿戴的注意事项

（1）矫形器应在全面评定后，根据评定结果由专业康复科医生定制合适的矫形器处方，矫形器技师按照处方进行制作和装配。

（2）矫形器应符合治疗要求，且要穿戴舒适、轻便、透气，穿脱方便，制作并修改好的矫形器交由康复科医生评估，经医生肯定后交于患者正式穿戴。

（3）患者在穿戴前应掌握矫形器的使用方法及注意事项，正确穿戴，避免因穿脱不当而被损坏。

（4）佩戴时应穿着纯棉舒适且容易穿脱的开襟衣服。穿戴前拉平衣裤，避免皱褶，增加透气性及舒适度；更换衣物时要保持固定的体位和角度，由他人辅助进行。切记不可过度活动关节。

（5）定期检查受压部位的皮肤，必要时足跟、腰椎、髂前上棘等受压部位提前予以减压贴保护，避免造成压力性损伤。

（6）穿戴矫形器期间应严格遵照医嘱的穿戴时间，非必要时不可随意取下，更不能随意调节矫形器的角度。支具穿戴时间、关节开始活动时间以及活动的范围，

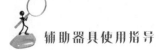

必须遵照矫形医生或临床康复科医生的要求进行。

（7）安装固定带时，应贴合皮肤，均匀受压，避免影响血液循环，在不影响预期关节运动的条件下妥善固定，并避开关节和骨突起部分。可在骨突处、神经的表浅部位、伤口、受累关节等部位放置减压垫或泡沫敷贴，大小应适合，厚度适中，以 5~10mm 为宜。

（8）注意矫形器的保养：保持矫形器干燥、清洁，防止潮湿、生锈；金属关节部位常涂抹润滑油，以保持关节润滑；不使用时应放于安全的位置，避免重物挤压损坏；避免锐器损坏矫形器；避免接触高温环境，尤其是低温热塑材料；不能使用高浓度洗涤剂清洗，避免接触化学物品。

（9）定期随访检验患者的使用效果，发现问题及时解决，必要时给予修改或更换。

（二）预防髋关节脱位的坐姿指导

人工髋关节置换术是将股骨颈骨折或股骨头坏死等髋关节疾病置换为人工关节的一种治疗方法，治疗效果经过多年的临床实践已得到充分的肯定。随着医学科技的发展，接受髋关节置换手术的患者越来越多，也越来越高龄化。由于手术创伤较大，因此，在康复治疗过程中，应注意预防各种各样的并发症。

髋关节疾病患者应当注意不宜久坐，不宜坐过低和过软的椅子、沙发；坐位时保持膝关节始终低于或同高于髋部，避免交叉腿和踝；前弯身不要超过 90°；坐位时身体向后靠，腿向前伸，保持双足分开大于髋部（图 2-86）。早期康复时坐位时间不宜过长。从坐位起立时，向椅子的边缘滑动，再用助步架或拐杖支撑站起。

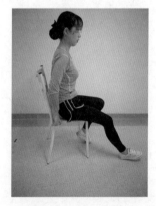

图 2-86　预防髋关节脱位的坐姿

（三）预防长期制动引发的不良反应

长期髋关节固定制动，可能造成关节挛缩畸形、关节活动度下降等，并诱发全身或局部骨质疏松；频繁的穿脱矫形器可能导致患肢痉挛加重；长时间、持续性机械压力作用，可造成压力性损伤、心理依赖等。因此，为避免不良反应，应注意以下六点：

（1）在髋关节固定的情况下，应该进行肌肉等长训练，每日行 2~3 次关节被动运动。

（2）装配双下肢矫形器的患者应尽早下床运动。

（3）痉挛肢体穿戴前应先降低肌肉张力，再持续穿戴矫形器2小时以上。

（4）定期松解矫形器，骨突处应加以保护，避免压力性损伤发生。

（5）症状改善或功能恢复后，应及早放弃矫形器。

（6）配合物理治疗方法效果更佳。

（四）小儿先天性髋关节发育不良的居家康复指导

（1）选择矫形器应有个体化选择：根据患儿年龄和治目的不同，选择合适的种类、材料。矫形器应固定、舒适，外固定支具是根据个体所采的模型而制成的，符合人体关节、手术位置，而且内附柔软的薄型泡沫，可避免患侧肢体接触外层较硬的塑料。患儿家属可为患儿穿上棉质柔软的衣裤，使患儿在支具固定过程中增加舒适感。

（2）外固定支具要采用粘扣，松紧度具有可调性。矫形器是在肢体上采用的模型，比较符合个体的实际情况。术后可能患肢肿胀，消除肿胀后能随时调节松紧度。

（3）矫形器要有良好的透气性：患儿皮肤娇嫩、敏感，在矫形器上可做多个圆形小孔，选用透气性好的材料，尤其是在夏季，能避免汗液过多而产生的不适感。

（4）居家护理：应遵医嘱进行功能锻炼。一般术后6~8周为石膏固定期，术后8~12周为石膏拆除期，术后3个月为患肢负重期。患儿从围手术期到后期康复，均应接受专业康复治疗。家属应给患儿提供清淡易消化的饮食，少食多餐。抱患儿时应用一只手托头颈部和背部，另一只手托石膏；翻身时注意轴线翻身，适当填塞身下空隙；进行功能锻炼时应循序渐进，以不引起疼痛和再脱位为原则。

（5）心理护理：患儿因年幼不能准确表达感受，家属和医生应有耐心，准确理解患儿的需求，及时解除引起患儿不适的原因，为患儿营造积极向上的康复环境。

（汪学玲　王学萍）

第八节　膝关节矫形器使用指导

膝关节是全身最重要的承重关节，其结构复杂，长期负重且运动量很大。同时，人体在行走过程中承受的地面反作用力的70%经由膝关节内侧向身体传递。因此，利用矫形器对膝关节畸形进行矫正，能够部分或全部转移关节负重，对于膝关节损伤的治疗和康复具有重要意义。膝关节矫形器用于膝关节部位，可以提高膝关节的生物力学功效，防止膝关节受伤，保护和稳定膝关节，使患者膝关节恢复至正常的活动状态。

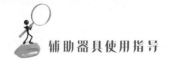
一、膝关节矫形器的分类及适用人群

膝关节矫形器的分类多种多样，根据材料、结构、作用的不同分为多种类型，较为常见的分类方法有以下四种。

1. 根据材料、结构、作用不同分类

（1）限位型矫形器（图2-87）：可细分为框架式矫形器和铰链式矫形器。限位型矫形器适用于老年膝骨关节炎的初期和早期，可以限制膝关节过多活动，防止关节长期失稳，以减轻疼痛症状。临床可根据患者的需求，做成固定的框架式矫形器或者限位盘式膝铰链。限位盘式膝铰链可对膝关节进行不同角度的稳定、全面的固定，使膝关节在多种角度范围内限位进行屈伸运动。此类矫形器限制了膝关节活动，容易导致膝关节的其他结构损伤、功能紊乱及膝关节退行性改变，不建议长期穿戴。

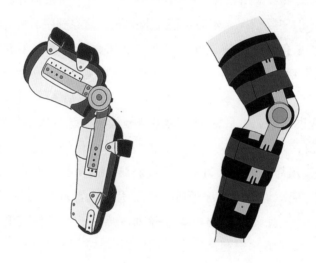

图 2-87 限位型矫形器

（2）可调式矫形器：其可调范围通常为0°~90°，保留了膝关节屈伸活动的功能，侧方活动则严格受到保护。患者可根据康复计划，进展式地调整关节活动的幅度。可保证正常关节、肌肉的有效活动范围，同时可加强局部的稳定性，使膝关节在矫形器的保护范围内活动，以防关节内粘连、挛缩等。中晚期老年膝骨关节炎患者可选用此类矫形器，由于该类型患者的关节畸形、关节间隙狭窄明显，建议长期穿戴。

（3）个性化智能动态矫形器：其在制作工艺上更加体现个体化，矫治机制也更加智能化，矫治过程更加精确化，效能评估更加数量化。利用个性化智能动态矫形器治疗老年膝关节骨关节炎，在诊断明确的基础上，通过膝关节影像学检查——X线摄片、CT平扫以及三维重建，从而根据影像学检查结果，获得患病关节的疾病情况和矫形器的适配信息，并通过逆向工程软件，优化设计矫形器的模型，兼顾矫形器的有效性、舒适度的平衡，进行矫形器的个性化定制打印，达到最佳的穿戴舒适度。在穿戴矫形器的过程中，矫形器会根据自身的智能调控系统，及时进行反馈调控，从而动态地调节矫形器矫治的力量、角度，达到动态矫治的目的。

2. 根据预期功能分类

（1）预防性膝关节矫形器：适用于从事可能出现膝关节损伤的部分人群，如各种球类运动员或有膝关节功能不全病史的患者，以减少膝关节损伤的风险。

（2）康复性膝关节矫形器：适用于软骨、韧带或骨损伤修复术后早期康复的患者，用于保护受损或手术修复后的膝关节，直至组织完全愈合，如韧带、半月板损伤或撕裂伤修复术后需要固定膝关节的患者。

（3）功能性膝关节矫形器：适用于韧带无法在日常生活中提供生物力学稳定性的患者，如膝关节损伤的运动员等。

3. 按使用目的分类　按使用目的可分为固定用膝矫形器、矫正用膝矫形器、稳定用膝矫形器、助力用膝矫形器、免负荷用膝矫形器等。

4. 其他用于治疗特殊疾病的特定矫形器　髌骨关节功能障碍矫形器适用于胫股关节不稳定或髌股关节应激综合征；骨关节炎矫形器通过减轻内 / 外侧间室的负重，减轻疼痛，可以避免手术，延长骨关节炎患者膝关节的功能。

二、膝关节矫形器的使用方法

膝关节矫形器种类繁多，使用方法也有些许差异。以可调式膝关节矫形器为例，其一般由大腿支架、卡盘、小腿支架三大部分构成，支架部分由固定护腿箍、可拆卸钢条、透气棉绑带构成，卡盘由弯曲角度和伸展角度两个角度值构成。穿戴过程如下：

（1）患肢保持功能位，将矫形器展开放于腿下。

（2）调节支架长度，卡盘位置对准膝关节。

（3）调整合适的松紧度，不可过松或过紧，以能插入两横指为宜。

（4）调节合适的弯曲角度值和伸展角度值。

三、膝关节活动度训练

在临床上，人体的膝关节完全伸直为中立位。膝关节的正常活动范围是在屈曲位135°、伸直位0°。膝关节还可以过伸，过伸的角度是10°左右。如果膝关节过伸非常明显，就会出现膝反张。在穿戴矫形器矫治康复过程中，患者应定期复查，动态评估病情并及时调整矫治方案，同时也需要结合其他的康复治疗手段，尽可能避免矫形器带来的不良反应。以下训练方法应根据个人情况进行训练，在康复科医生或治疗师的评估指导下方可进行。

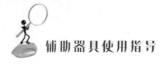

（一）主动运动

1.踝泵运动　足用力做上勾和下踩的动作，进行最大范围的背伸和跖屈；用力、缓慢、全范围地活动踝关节。每个动作持续3~5秒，每组10次，每日2~3组（图2-88）。

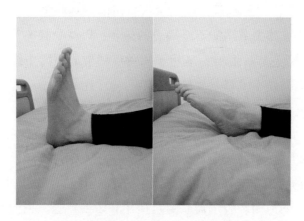

图2-88　踝泵运动

2.下肢肌肉收缩训练　患者取仰卧位，膝关节用力向下压，使膝关节尽量伸直，小腿和大腿肌肉收缩保持5秒，再放松，每组10次，每日2~3组。

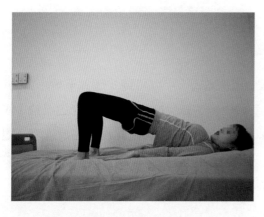

图2-89　臀桥运动

3.股四头肌伸展训练　患者取仰卧位，膝关节下方放置毛巾卷，足背屈，小腿抬高，持续10秒，休息10秒，每日2~3次。

4.臀桥运动　患者取仰卧位，双膝关节屈曲，双足放于床面，臀部离开床面向上抬，每组10次，每日2~3组（图2-89）。

5.双手抱膝训练　患者取仰卧位，一侧下肢伸直，另一侧下肢屈髋、屈膝，双手环抱膝关节，使大腿尽量靠近胸部，交替练习另一侧下肢，两侧分别重复10次，每日2~3组。

6.空中"踩车运动"　抬起双下肢的同时，屈髋、屈膝，双下肢在空中交替"踩车运动"，每组10次，每日2~3组。

（二）抗阻力主动运动

1.仰卧抬腿抗阻训练　患者取仰卧位，踝部绑适量的沙袋（肌肉力量较差时或术后早期可不绑沙袋），双手扶住患侧大腿，缓慢抬腿（抬离床面不超过30厘米），做膝关节屈伸运动，每组10次，每日2~3组。沙袋重量不超过5千克。

2.**侧卧位弹力带训练**　患者取半卧位，靠于床面的肘关节屈曲，前臂旋后，弹力带套入双踝关节处，两足用力分开，每组 10 次，每日 2 组。

3.**仰卧位弹力带训练**　患者取仰卧位，弹力带固定在足底前侧，背屈时收紧弹力带，足底用力下踩时放松弹力带，每组 10 次，每日 2~3 组。

4.**坐位训练**　患者坐于床沿，双小腿下垂，膝关节尽量屈曲，在屈到最大位时保持 5~10 秒，也可让健侧腿放于患侧腿的前面，给予患侧腿适当的帮助。每组 10 次，每日 2~3 组。在此训练过程中，不能出现明显疼痛感（图 2-90）。

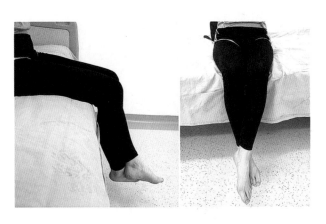

图 2-90　坐位训练

（三）器械运动

膝关节持续被动运动仪（CPM 仪）可以满足患者进行下肢的伸直、屈曲等全范围被动运动，是一种常用的物理运动疗法。其主机可固定在座椅或护理床架上，促进患者患肢的静脉回流，减轻肿胀，防止下肢深静脉血栓形成，减轻周围组织粘连，增加膝关节周围肌肉群的力量，提高肌力和关节活动度，改善关节功能状态。CPM 仪配合肌力训练、抗阻力训练等其他康复治疗，可以促进肢体功能的恢复，帮助患肢正常的关节活动和范围。

（四）膝关节屈曲训练

1.**髌骨松动术**　髌骨（图 2-91）俗称膝盖骨，在膝关节的正前方，是接近圆形的一块"籽骨"。伤病或手术之后，由于膝关节肿胀，髌骨的轮廓不易找到。此时可以将双腿同样角度并排放好，对比健侧腿的位置，就很容易找到患侧腿的髌骨。

髌骨的活动度在很大程度上决定着膝关节的屈伸角度。若髌骨不能自如的活动，

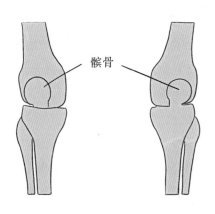

图 2-91　髌骨

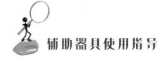
膝关节的角度便会受到非常大的限制和影响。因此，在训练膝关节的活动度之前，通常都会先做髌骨松动术，再屈伸膝关节，效果才能更好，疼痛和危险性也会更低。

髌骨松动术的训练方法：用手指的指腹推住髌骨的边缘，分别向上、下、左、右四个方向缓慢用力地推动髌骨，达到极限位置。每个方向5~10次，推到最大活动幅度时保持3~5秒。在膝关节屈曲训练之前进行髌骨松动术，更有利于膝关节弯曲过程中髌骨的滑动。

2. 床边垂腿（同坐位训练方法）　居家训练时，床都比较矮，双腿垂下去时双脚便沾到地面，无法在床边练习。所以，此训练可以改为桌边垂腿，即坐于桌子上，双脚离开地面（图2-92）。

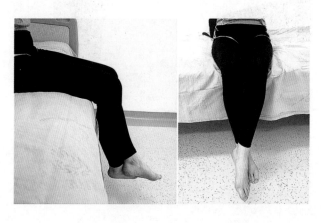

图2-92　床边垂腿

（1）训练方法：坐在桌子或足够高的床边。健侧腿在患侧腿之下，用健侧脚在下面勾住患侧腿的脚踝，即用健侧腿托住患侧腿。患侧腿的肌肉完全放松，将整条腿的重量放于健侧腿上。用健康腿的力量有控制地缓慢向下放，放得越低，患侧腿膝关节屈曲的角度就越大。在感觉明显疼痛时保持不动，待1~2分钟后，疼痛消失或者降低，再缓慢放松。

此方法适用于0°~90°之内的屈曲练习，也特别适用于伤病或手术后早期的患者进行屈曲角度训练，以及更大角度弯曲之前的热身练习。

（2）要点：患侧腿必须完全放松，越是害怕而不敢放松，疼痛就会越明显，弯曲就会越困难。

3. 坐位"顶墙"（图2-93）　将椅子正对于墙壁放好，患者坐在椅子上，患侧腿的脚尖顶住墙壁或其他固定物来防止滑动。患者取端坐位，身体缓慢向前移动，随着身体的前移，屈膝角度同时增大，在感觉疼痛后保持不动，待1~2分钟后疼痛消失或者降低时，再向前移动身体至极限。通过膝关节距离墙壁的远近可以间接测量膝关节的屈曲角度。在椅子高度不变的前提下，膝关节和墙之间的距离越小，屈曲的角度就越大。此方法适用于90°~100°范围内的屈曲练习。如果椅子比较矮，膝关节顶到墙壁时，也可以达到110°左右的角度。

（1）要点：身体要坐正，不能因为疼痛身体就歪斜或抬起臀部，否则就无法增大角度，也无法控制角度的进展。

（2）注意：行胫骨平台骨折、半月板缝合之类的患侧腿不能负重的手术之后，不能使用此训练方法。

4.仰卧垂腿（图2-94） 患者取仰卧位，双手抱住大腿的膝关节后侧，使大腿垂直于床面，必要时也可以让家属帮助自己固定大腿保持稳定。

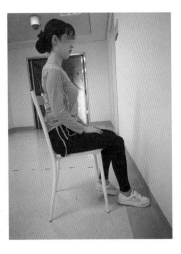

图2-93 坐位"顶墙"

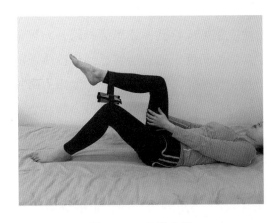

图2-94 仰卧垂腿

（1）可以由一人帮助患者托住患侧腿的踝关节，也可以是患者自己托住脚踝。做好保护动作后，完全放松大腿肌肉，使小腿在重力作用下自然下垂，逐渐增大膝关节屈曲的角度。患者感到明显疼痛时保持不动，待1~2分钟后，疼痛就可能消失或降低，此时膝关节再往更大角度屈曲。此方法的屈曲范围为100°~120°，屈曲角度比较灵活，也可以通过此方法训练至130°左右的屈曲角度。

（2）注意：如果患者是关节粘连等情况，腿的重量不能增大角度，此时可以在踝关节处增加负荷，但负荷绝不能过重，否则肌肉不能放松，也容易发生危险。

5.坐位抱膝（图2-95） 患者坐于床上，主动弯曲膝关节至最大角度，用双手抱住自己的脚踝，用力向身体靠近，使脚踝缓慢地接近臀部，增大膝关节屈曲的角度。患者在感到明显疼痛时保持不动，待1~2分钟后，疼痛就可能消失或者降低，此时再往更大的角度屈曲。此方法的屈曲范围为110°~130°，有些屈曲角度比较灵活，也可以通过此方法训练至 130°~140° 的屈曲角度，甚至达到正常水平。此练习方法可以通过测量脚踝与臀部之间的距离，间接地测量膝关节的屈曲角度。

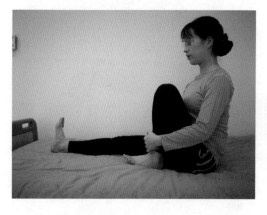

图 2-95　坐位抱膝

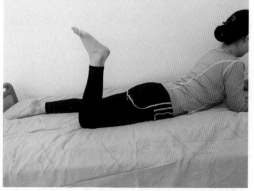

图 2-96　俯卧牵拉屈膝

6. 俯卧牵拉屈膝（图 2-96）　患者取俯卧位，患侧腿先伸直，再主动用力弯曲，屈曲至最大角度后，由他人帮忙或自己握住患侧脚踝，向臀部方向拉近，从而被动使膝关节增大屈曲角度。如果角度未达到能够抓到自己脚踝的程度，可以用没有弹性的带子或自己的裤子套在脚踝处，方便向更大角度用力牵拉。患者在感到明显疼痛时保持不动，待 1~2 分钟后，疼痛缓解或者降低，再往更大的角度牵拉。

此方法的屈曲范围为 120°~135°，有些屈曲角度比较灵活，也能通过此方法训练至 140°~150° 的屈曲角度，甚至达到脚踝跟挨到臀部，达到全范围的屈曲角度。

注意：禁止用暴力突然增大角度，尤其是他人辅助时。

7. 保护下跪坐（图 2-97）　患者用手扶稳定的物体，做好保护，用体重逐渐向下跪坐，增大膝关节屈曲的角度，在感到明显的疼痛时保持不动，待 1~2 分钟后疼痛就可能消失或者降低，此时再往更大的角度跪坐。

注意：身体要正，双腿自然分开，平均分配体重。身体歪斜可能导致膝关节在屈曲时伴有旋转或内外翻；禁止用暴力突然增大角度；必须是有很大的屈曲角度作为基础才可以开始此训练，否则可能发生危险。

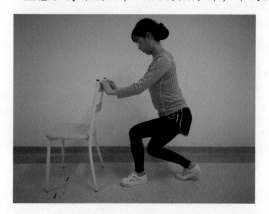

图 2-97　保护下跪坐

8. 保护下全蹲（图 2-98）　膝关节屈曲的角度基本接近正常之后，双手叉腰（早期锻炼或下肢肌力下降时需单手或双手扶好稳定的物体如栏杆、床尾），做好保护下蹲，用体重逐渐向下蹲，增大膝关节屈曲的角度。患者在感到明显的疼痛时保持不动，待 1~2 分钟后，疼痛就可能消失或者降低，此时再往更大的角度蹲。

注意：身体要正，双腿自然分开，平均分配体重。身体歪斜可能导致膝关节屈曲时伴有旋转或内外翻；禁止用暴力突然增大角度；必须是有很大的屈曲角度作为基础才可以开始此训练，可能发生危险。

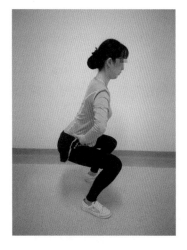

图 2-98 保护下全蹲

四、使用膝关节矫形器的注意事项

术后早期使用矫形器，主要目的是保护和固定膝关节；术后中期使用矫形器，主要是目的是固定肌肉锻炼的角度；手术后期使用矫形器，主要目的是在步行时支撑身体的部分重量，保护关节。

（一）矫形器的使用要点

1. 掌握正确的穿戴方法 严格按使用说明穿戴，支架固定处松紧度适宜，卡盘对准膝关节处，调整合适的弯曲角度和伸展角度。穿戴时间不超过 2 小时，矫形器的穿戴和穿戴矫形器训练不应引起肿胀、疼痛增加或者功能丧失；定期复查，根据患者病情了解矫形器的使用情况，根据功能要求及时调整和修改弯曲度和伸展度；站立和行走时间、距离和频率不能增加过快，过度增加站立和行走时间、行走距离过长或步行频率过快，均可引起患侧肢体的水肿和疼痛，不利于患者的功能恢复。

2. 掌握穿戴时间 严格遵循医嘱。一般建议术后 1 个月内长时间穿戴。逐步调整膝关节矫形器的屈伸度，在练习行走时穿戴矫形器也能达到膝关节屈伸训练。例如，对于大部分前交叉韧带重建的患者，无论是进口矫形器还是国产矫形器，术后 3 周时，屈膝角度可调节至 30° 左右，此时行走过程中可以在 0°~30° 范围内任意活动；之后每过 1 周，逐渐增加屈膝角度，直至全范围屈膝；术后第 3 个月可根据患者恢复情况脱掉矫形器，因为此时损伤的骨骼、关节或韧带基本恢复，肌肉力量也基本恢复。有人因为矫形器太大而实在难以忍受，可以在术后第 2~3 个月之间选择穿戴舒适性更高的功能性矫形器。

3. 选择合适的膝关节矫形器 膝关节矫形器需要根据疾病种类、膝关节损伤程度，由专业治疗医生建议符合病情及其需求的矫形器。

（1）若膝关节周围软组织或半月板出现损伤严重，或者是膝关节骨折，一般先使用完全固定矫形器进行外固定，固定时间根据损伤程度决定。随着关节疼痛症状逐渐缓解，经专业康复科医生、康复治疗师和矫形师评估后可更换为可调节矫形

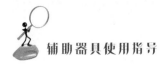
器，利用其调节作用，逐渐活动膝关节，增加关节活动度，促进关节损伤的恢复。

（2）膝关节畸形一般不需要穿戴可调节矫形器，选用一般固定矫形器即可。

（3）脑卒中患者穿戴软铰链膝矫形器能矫正患者的膝过伸功能，提高患者膝关节的稳定性，避免足内翻与足下垂，促进本体感觉的输入，促使平衡反应机制的快速重建，缩短患者站立及步行功能的恢复时间，帮助患者恢复正常步态，增强患者的自信心。

（4）患肢有开放性伤口、皮肤有破损、溃疡或患有恶性肿瘤的患者，不宜穿戴膝关节矫形器，应在专业康复科医生、康复治疗师和矫形师、伤口治疗师评估指导后遵医嘱使用。

4. 衣着要求　着方便穿脱的柔软、合身的棉质衣物，因部分矫形器由金属、塑料等组成部件，容易引起皮肤过敏，故矫形器不能直接接触皮肤，且衣物过大容易使矫形器支架的松紧度不合适，影响其固定作用。

（二）居家康复护理

1. 合理饮食　术后卧床或老年患者易导致消化不良和代谢障碍，饮食需营养均衡，补充足量的蛋白质、脂肪和碳水化合物。每日补充足够的膳食纤维，预防便秘。进食含钙量高的食物，如牛奶、鸡蛋、海鲜、肉类、豆制品等，有利于伤口的愈合及恢复。有高血压或糖尿病等基础疾病的患者更应注意饮食，严格控制血压、血糖。

2. 控制体重　体重过重会增加膝关节的压力，造成膝关节进一步损伤或延长康复时间，也会因腿围的变化影响矫形器的性能。因此，患者在康复期间应严格控制体重，体重增加或减轻不超过 5 千克。

3. 居家锻炼　居家锻炼应保证安全，环境宽敞明亮，减少障碍物。步态不稳、肌力较差或老年人必须有家属或陪护陪同协助，避免发生跌倒、坠床等意外。锻炼应循序渐进，持之以恒，不能操之过急。在锻炼时若出现患肢疼痛或肿胀，应立即停止，使用冰袋冰敷患处，若无明显缓解，须及时就医。

（三）预防并发症

（1）避免压迫血管，影响肢体血液循环。学会自我观察皮肤温度、颜色、感觉。若出现患肢麻木、肢端皮肤温度降低或升高、皮肤颜色发白等症状，应立即松解矫形器，并及时就医。

（2）避免损伤神经，特别是浅神经受压。腓总神经自坐骨神经分出，位于腘窝上方，绕过腓骨小头到达小腿前部，是最易受到损伤的浅神经。腓总神经常见的临床表现有足下垂，踝关节、足趾不能背伸，小腿外侧及足背皮肤感觉减退或消失。若出现上述症状，应立即松解矫形器，并及时就医。

（3）避免压力性损伤的发生，穿戴矫形器时应保护皮肤，保持皮肤清洁、干燥，穿柔软、合身的棉质衣物，不可直接接触皮肤。调节矫形器长度及松紧度，正确穿戴，使关节、骨突处皮肤不受压迫。矫形器边缘应光滑，不应摩擦皮肤。

（四）矫形器的保养

矫形器穿戴期间，保持矫形器清洁，有污渍时用湿毛巾擦拭干净，再用干毛巾擦干，放置在通风的地方；存放矫形器时应避免挤压；低温热塑材料制作的矫形器，应离开热源，避免变形；若矫形器发现松动、破损等问题，应及时前往康复医院或假肢矫形中心及时修理或更换。

（汪学玲　王学萍）

第九节　踝足矫形器使用指导

踝足矫形器（AFO）是目前最常用的下肢矫形器之一，其固定范围是从膝关节以下的小腿起向下延伸，包括小腿部分、踝关节部分和足，终止于足或鞋底下方，又称小腿矫形器或膝下矫形器。AFO 的基本功能是固定关节正常功能位，避免韧带被异常拉伸后的松弛；长时间牵拉肌腱，对抗肌肉的挛缩，代偿部分肌无力。在步行支撑期保持踝关节侧向的稳定，避免踝关节发生扭转；在支撑后期可辅助患者抬脚等离地动作，改善步态，减少能量损耗；在步行摆动期可使患者抬起足趾，避免拖曳于地面甚至绊倒在地 。AFO 还可对踝关节提供固定保护、运动限制、矫正畸形、功能改善和免负荷等功能，辅助关节运动，改善膝关节、髋关节的功能。

AFO 由底部和上部构成。底部是由鞋或足板构成，控制足部与踝部的功能，踝部控制部件限制或辅助背伸与趾屈活动，足部控制部件限制距下关节的活动；上部由塑料壳或金属支撑杆及捆绑带组成（图 2-99）。根据踝关节的固定模式，AFO 可分为静踝矫形器（SAFO）和动踝矫形器（DAFO）；根据其制作材质，AFO 可分为塑料踝足矫形器、弹性踝足矫形器、金属支条式踝足矫形器。

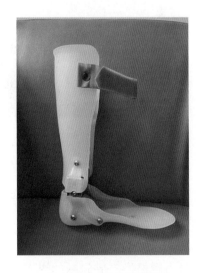

图 2-99　踝足矫形器

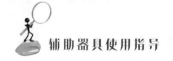

一、踝足矫形器的适用人群

踝足矫形器适用于踝关节不稳定、踝足部骨折或损伤、中等程度以上的外翻足或内翻足、膝关节轻度麻痹、足下垂、马蹄内翻足、脑瘫、偏瘫、截瘫等患者。AFO 的主要目标是提供足够的外部支持以获得支撑面的稳定性，同时能尽可能避免影响步态向前进行中通过足跟、踝和足趾的滚轴，以获得足廓清。

（一）根据踝关节固定模式

1. 静踝矫形器（SAFO） 禁止踝部在任何平面的运动（如固踝 AFO、前地反力 AFO、髌韧带承 / 减重 AFO）（图 2-100）。

（1）适应证：适用于后足内 / 外翻、柔性扁平足者，以及下肢和足部的软组织、韧带、骨组织损伤等患者，将跟腱部位矫正至 80° 以上的功能位，通过功能位固定踝关节，控制肌张力，发挥牵拉固定作用。

（2）禁忌证：禁用于僵硬性足畸形、下运动神经元瘫痪或肌张力减退为主要的问题的患者。

2. 动踝矫形器（DAFO） 可使踝关节在矢状面有一定程度的运动（如后叶弹簧或螺旋 AFO、踝关节铰链式 AFO）（图 2-101）。

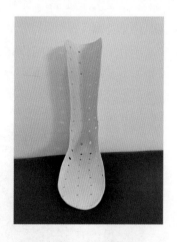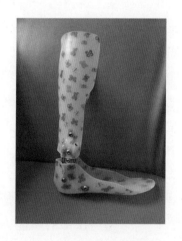

图 2-100　静踝矫形器　　　　图 2-101　动踝矫形器

（1）适应证：适用于肌张力不大、可简单行走的患者。由于踝关节趾屈肌对步行时产生前向速度及支撑体重比较关键，通过踝部牵拉带固定控制张力，能够限制趾屈，控制内外翻，同时又可以保持一定的背屈自由，保持行走和蹲位的活动。

（2）禁忌证：禁用于僵硬性足畸形、中重度的高张性、下运动神经元瘫痪或以肌张力减退为主要问题的患者。

（二）根据制作材质

1. 塑料 AFO 多以聚乙烯（PE）或聚丙烯（PP）为材料制作，以患者小腿、足部石膏阳模为模具，应用模塑工艺制成。塑料 AFO 具有重量轻、易清洁、美观、与肢体全面接触好、塑形好等特点，穿戴和使用方便，但耐用性差。适用于下肢痉挛、足下垂患者，以及畸形不严重的马蹄内翻足患者（图 2-102）。

后侧弹性塑料 AFO：塑料壳的踝部相当窄，对踝关节背屈阻碍不大，对踝部内外侧的稳定作用很小，但能在步行摆动期矫正垂足。足跟触地后具有踝关节趾屈助力，可以吸收部分来自地面的反作用力。改进型后侧弹性塑料 AFO 在足托、踝、踝上各部位均加宽，从而增加了矫正垂足的力量，提高了控制内外侧运动的能

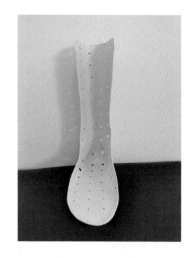

图 2-102 塑料 AFO

力。带有隆起增强筋的后侧弹性塑料 AFO 不仅增加了控制力量，也有利于观察足跟状态，减轻重量，改善透气性能。此矫形器适用于脑卒中、小儿麻痹症后遗症、吉兰－巴雷综合征、垂足、马蹄足等患者。

（2）硬踝塑料 AFO：在足托、踝部、后侧壳板均加宽，可以将踝关节牢固地固定于预定的位置。为了增加侧方矫正力量，在小腿壳板踝上部位加用聚乙烯海绵垫或硅胶制成的均压垫，外翻足的均压垫应加在内侧，内翻足的均压垫应加在外侧。硬踝塑料 AFO 能在步行摆动期控制足下垂，支撑期控制踝关节的趾屈、背屈活动，控制距下关节的内翻、外翻活动。适用于脑卒中、脑瘫、小儿麻痹症后遗症、马蹄足、膝关节过伸、膝关节屈曲挛缩等患者。

（3）抗地面反作用力 AFO：是改进的模塑型硬踝塑料 AFO。其胫骨前方上段有塑料壳体与后方壳体连成一体，可与胫骨前面皮肤的表面形状进行良好的适配。抗地面反作用力 AFO 可以帮助稳定膝、踝、足部关节，可以安全地步行。此矫形器适用于脑卒中、脑瘫、小儿麻痹症后遗症、马蹄足、膝关节过伸、膝关节屈曲挛缩等患者。

（4）带踝关节铰链塑料 AFO：用热塑板制成的支架装在小腿后面，并使小腿部与足部分开，中间用踝关节铰链连接，可以保持踝关节的背屈、趾屈或自由摆动的功能。带踝关节铰链塑料 AFO 具有与肢体伏贴好、重量轻、美观、易于清洁等优点。此矫形器适用于脑卒中（迟缓性、轻度痉挛、中度痉挛）、脑瘫、截瘫、周围神经损伤、进行性肌肉萎缩、跟腱断裂、踝部骨折等。

（5）螺旋形 AFO：多是由热塑性塑料制成的模塑定制产品。此于此矫形器因为是螺旋形，在矫正摆动期垂足的同时能使足部有外旋和外翻的动作。

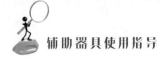

（6）前侧弹性AFO：将热塑板材安装在小腿前面，使踝关节保持背屈状态。此矫形器的足跟全部外露，穿脱鞋方便，重量轻，适用于脑卒中、偏瘫造成的挛缩且稍有马蹄足倾向的患者。碳纤维制作的前侧弹性AFO工艺性完善、弹性强、耐用性好。

（7）带踝关节地面反作用力AFO：双侧装有摩擦性的踝关节，足踝部全面接触，后跟开孔，前脚掌支撑。带踝关节地面仅作用力AFO可以保证在站立期足后跟尽可能靠后，使踝关节保持背屈，在摆动期踝关节趾屈，既可以矫正足踝部畸形，又可以促进足踝部肌肉、韧带和肌腱的功能改善。此矫形器适用于脑瘫、偏瘫、小儿麻痹症后遗症及其他周围神经损伤、肌营养不良等因素引起的足踝部畸形和异常步态。

（8）混合型塑料AFO：矫形器外采用硬性的塑料板材成形，内采用软性泡沫海绵成形，既能保证矫形器的作用效果，又能减缓其对皮肤表面的压力。此矫形器即可白天使用，也可作为夜用型矫形器使用。其适应证与硬性塑料AFO基本相同，适用于马蹄足、马蹄内翻足、马蹄外翻足、跟形足、跟形内翻足、跟形外翻足等患者。

2.弹性踝足矫形器　是一类应用特殊的弹力纤维织物制造的软性踝足矫形器，品种很多，多是成品。弹性踝足矫形器是一种轻便的足踝保护性矫形器，适用于经常足踝扭伤、足踝韧带受伤、足踝不稳定等患者。该矫形器可以限制足踝左右活动，防止因足踝内外翻所引发的扭伤，减轻踝关节受伤部位的压力，加固踝关节，促进损伤的软组织痊愈。足吊带是弹性踝足矫形器的一种，适用于偏瘫及周围神经麻痹所致的轻度内翻足和下垂足患者，还可配合普通鞋使用，不会影响患者的行走步态。

3.金属支条式踝足矫形器　制作工艺复杂，由皮革后箍、支条、踝关节铰链和足套构成，临床使用较少。其一般用于严重的马蹄内翻足等复杂的足踝部畸形，如偏瘫、脑瘫和脊髓损伤造成的痉挛性马蹄内翻足畸形和腓总神经麻痹造成的迟缓性马蹄内翻足畸形患者。

（三）免荷式踝足矫形器

免荷式踝足矫形器亦称髌韧带承重矫形器，根据制造材料的不同分为金属条型与全塑料型，根据免负荷程度的不同分为全免负荷和不全免负荷。

1.短期使用（6个月以内）　适用于以下疾病。

（1）骨折。

（2）踝关节融合术后。

（3）足跟痛，无手术适应证，且保守治疗无效。

2.长期使用　适用于膝关节以下的疾病。

（1）骨折：骨折或关节融合术后迟缓愈合或不愈合。

（2）坏死：距骨缺血性坏死。

（3）距下关节或踝关节炎、变性关节炎、跟骨骨髓炎。

（4）其他：不适合手术的慢性足部疼痛、坐骨神经损伤合并足底感觉丧失、慢性皮肤疾病如糖尿病性溃疡等。

（四）其他踝足矫形器

1. **保护性踝足矫形器** 又称步行靴，塑料外壳，重量轻，可自由调节，配有可移动鞋垫、震荡吸收垫、足跟稳定装置，有效保护患侧腿。此矫形器适用于糖尿病足、小腿骨折术后固定、小腿不完全骨折和跟腱手术后等患者。

2. **步态矫正器** 通过与鞋相连接，即就可控制踝关节的运动方向，从而矫正足的内旋、外旋、足内翻、外翻等。此矫形器适用于脑瘫患儿各种各样异常步态的训练和矫正。

二、踝足矫形器的使用方法

（一）踝足矫形器的常规使用方法

（1）患者能认识到使用矫形器对治疗和预后的重要意义，并能积极主动穿戴矫形器。

（2）患者取坐位，操作者面向患者，调整患侧足的位置，托起患侧足并置于中立位。

（3）将矫形器的搭扣及粘贴带打开，后将矫形器穿戴于患侧足上，固定搭扣及粘贴带。

（4）穿鞋：也可以先将踝足矫形器放于鞋里再穿进去。穿戴时鞋子要适当拉紧，注意中间缚带的拉紧情况，并做出适当的记录，循序渐进。

（二）穿戴踝足矫形器时的常规检查

1. **穿时检查**

（1）矫形器是否符合处方要求。

（2）患者是否可以无障碍地穿脱矫形器。

2. **站立位检查** 患者穿上鞋后双足间距5~10厘米，双下肢均匀承重。

（1）鞋的宽窄、长短是否合适。无论患者使用预制的、量身定制的矫形器，还是取模定制的矫形器，AFO达到其治疗目标的最终能力取决于鞋的类型和状况。一般可能需要穿大半码至一码的鞋以容纳矫形器。

（2）鞋底和鞋跟在地面是否放平。

（3）鞋底、鞋内附加物及T形矫正带的位置、力量是否合适，是否引起明显的不适、疼痛。

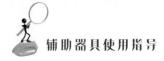

（4）鞋和足托的前部分有无利于滚动的前跷。

（5）金属条或塑料壳的部分与腿的轮廓是否相符，两侧金属条与腿之间的间隙是否均匀。

（6）AFO 的上缘位于腓骨头的下方 2 厘米，避免压迫腓总神经。

（7）患者能否稳定站立。

3. 步行时检查

（1）步态检查：在平路上步行，注意观察有无以下异常步态。①躯干侧摆；②提髋步行；③下肢内旋或外旋；④下肢向外划圈；⑤步行中双足跟间距过宽或呈剪刀步；⑥足内缘或外缘着地；⑦躯干前屈或后伸；⑧膝关节屈曲、内翻或外翻；⑨足部难以向前滚动或足的后蹬力不够，向前滚动过快；⑩跳跃式步行。

（2）有无特殊声响。

4. 坐位时检查　患者能否屈膝 105°，能否舒适地坐着。

5. 脱矫形器时检查

（1）肢体有无皮肤压迫的症状。

（2）在没有任何控制时观察踝关节运动有无异常。

（3）从矫形器的工艺和外观角度检查是否满意。

（4）询问患者对矫形器重量、功能、舒适度、外观等方面的满意程度。

三、踝足关节活动度训练

足关节指足部骨与骨之间的间接连结而形成的人体结构，包括距小腿关节（踝关节）、跗骨间关节、跗跖关节、跖骨间关节、跖趾关节和趾关节。其中踝关节由胫骨、腓骨下端的关节面、距骨滑车构成（图 2-103）。

足关节在人体负重、行走、缓冲等方面发挥重要作用，无论是何种情况下使用踝足矫形器，早期的关节活动都是有益的。对于骨折、周围神经损伤的患者，长时间不活动就会引起关节僵硬，从而影响患者的日常生活及运动能力。对于中枢神经损伤导致下肢运动功能障碍的患者，如偏瘫、截瘫、脑瘫等，前期卧床时期的康复治疗并非消极地进行被动训练，而应积极地以预防继发性损害为主。关节的活动训练对促进患者预防关节挛缩、关节疼痛等很有必要，也为患者即将开始的主动功能训练做准备。

（一）踝及足部关节活动技术

1. 主动活动技术　患者主动进行踝关节各个方向的活动训练。

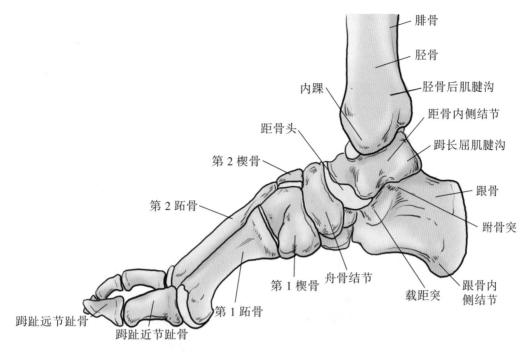

图 2-103　足关节

2. 被动活动技术

（1）踝关节背伸：患者取仰卧位，自然放松下肢，医生左手握住患侧踝关节上端，并向下按压以固定下肢；右手握住患侧足的中上部，并向上移动踝关节；恢复原起始位（图 2-104）。

（2）踝关节跖屈：患者取仰卧位，自然放松下肢，医生左手握住患侧踝关节上端，并向下按压以固定下肢；右手握住患侧足的中部，并向下移动踝关节；恢复起始位（图 2-105）。

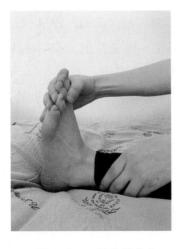

图 2-104　踝关节背伸

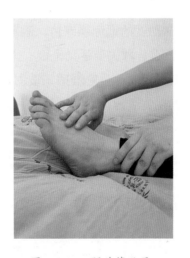

图 2-105　踝关节跖屈

（3）踝关节外翻：患侧取仰卧位，自然放松下肢，医生左手握住患侧踝关节上端，并向下按压以固定下肢；右手握住患侧足的中上部，并向外侧移动踝关节；恢复起始位（图2-106）。

（4）踝关节内翻：患者取仰卧位，自然放松下肢，医生左手握住患侧踝关节上端，并向下按压以固定下肢；右手握住患侧足的中上部，并向内侧移动踝关节；恢复起始位（图2-107）。

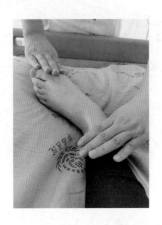　　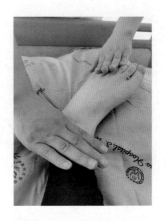

图2-106　踝关节外翻　　　　　　　图2-107　踝关节内翻

（5）跗横关节旋转：患者取仰卧位，下肢伸展，医生一手固定距骨和跟骨，另一手握住足舟骨和骰骨，轻柔地进行旋转运动。

（6）趾间关节和跖趾关节的屈伸、外展、内收：患者取仰卧位，下肢伸展，医生用手固定训练活动的近端关节，再活动远端关节。

3.主动助力活动技术　踝关节屈伸训练器、踝关节内翻训练器、踝关节外翻训练器。

（二）踝足关节活动训的练注意事项

关节活动度的训练须谨慎，避免任何不良影响。制动后的阶段里，逐渐开始活动，增加负重、踝关节运动范围、力量、本体感觉，改善功能，控制疼痛和肿胀。

（1）患者的体位应舒适，被固定的部位须稳定、牢固。

（2）在关节的被动活动之前，要对患者做好解释工作，得到患者的合作。

（3）对于因病而暂时不能活动的关节，要尽早在不引起病情、疼痛加重的情况下进行关节的被动活动，活动范围应尽可能接近正常最大限度的活动。

（4）关节活动范围的维持训练应包括身体各个关节的训练，每个关节必须进行全方位的关节活动。

（5）固定关节的近端，被动活动关节的远端。运动时动作要缓慢、均匀，每次各方向活动进行3~5遍。

（6）必须熟练掌握关节解剖学结构、关节运动方向、关节运动平面及各个关节活动范围的正常值。踝关节的功能位包括跖屈（绷脚尖）、背伸（勾脚尖）、内翻、外翻，其活动范围是跖屈（0°~45°）、背伸（20°~30°）、内翻（0°~35°）、外翻（0°~25°）。

（7）每次训练只针对一个关节，固定的位置应尽量接近关节的中心部位。

（8）对于跨越两个关节的肌群，应在完成逐个关节的活动后，再对该肌群进行牵张。

（9）对于活动受限或长期处于内收、屈曲位的关节，要多做被动牵拉运动。

（10）在训练某一关节时，应给予该关节一定的前拉力，这样可以减轻关节面之间的摩擦力，使训练操作容易进行，并能保护关节，防止关节面挤压。

四、使用踝足矫形器的注意事项

正确穿戴矫形器能够充分实现矫形的目的，矫形器的使用者能够在矫形器的帮助下得到最好的恢复，因此，掌握正确的穿戴和使用方法很有必要。同时，随着患者病情的恢复，应不定期地对矫形器进行随访调整，最终达到最好的矫正效果。

（一）踝足矫形器使用的常规注意事项

（1）使用 AFO 的患者应选择棉质柔软且易于脱穿的衣裤，裤脚要大，以方便矫形器的佩戴。

（2）居家使用矫形器时，家属须每日检查患者的足部皮肤，查看皮肤是否有水疱或磨损。若取下 AFO 后发现皮肤有压红，观察压红是否在 20 分钟左右消除，出现长时间不能消除或其他异常情况，应及时寻求矫形师的帮助。

（3）AFO 接触面非常滑，不能直接与地面接触，使用者必须穿鞋以预防滑倒。鞋子大小要适中，不能穿高跟鞋（鞋跟的高度要根据患者的情况由矫形师做出正确指导）或拖鞋，应穿无系带、包覆好的、前开口的鞋，鞋底不能太硬或太软。

（4）避免长时间浸泡 AFO，避免 AFO 长时间暴晒及接触热源，预防变形而影响穿戴。

（5）使用者在穿戴的首月内，应每 45 分钟脱下 15 分钟，使足部适当休息，也可对脚部实施按摩，使脚部逐渐适应矫形器，1 个月后可缓慢增加每次穿戴时间。长期使用矫形器的患者应严格遵守矫形师的安排，每年至少更换一次矫形器，如遇到问题应及时就诊。

（二）不同疾病患者的踝足矫形器使用注意事项

1.脑瘫患者　脑瘫患者须长期坚持穿戴 AFO，其穿戴矫形器的目的主要是辅助其站立和行走、矫正畸形或巩固矫正效果、影响肌张力等。如果不长期穿戴，容易出现膝、踝、足的变形。患者的一些关节尤其是足部的发育，会出现一个突飞猛

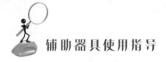

进的补偿性恢复阶段，在给予适合的矫形器穿戴后，建议 3~5 个月（根据患者的病情变化而定）更换一次矫形器，以应对患者的病情变化。如果穿戴不当，就会使矫形器的施力位置与患者应该受力的位置不相符，有可能造成严重的不良后果。

2. 肌张力低患者　长时间穿戴 AFO 会使肌张力低患者的某些肌肉缺乏运动，造成肌力下降或肌肉萎缩，反而会降低运动功能。所以该类型的患者在平时不穿戴矫形器时，要做适当的按摩和肌力训练。

3. 肌张力高患者　刚穿戴矫形器时，肌张力高患者的足跟往往因不能穿到 AFO 足跟的相应位置而压在 AFO 后壁上，从而会在足跟处产生较大的压力，造成局部皮肤或软组织红肿，甚至瘀青；也有些患者足内翻、足外翻的情况比较严重，在穿戴 AFO 时会在外踝、足舟骨等骨隆突处造成局部卡压和疼痛。所以，肌张力高的患者在穿戴矫形器时应采取背靠、屈髋、屈膝、屈踝的体位，以降低张力，缓解紧张，保证足跟到位；另外，固定带避免系得过紧，必要时穿戴一段时间后脱下矫形器，按摩缓解后再穿戴，逐渐增加穿戴时间。一般情况下，矫形器压迫皮肤等问题，患者适应一段时间后即会好转，如果长时间仍不适应，须请矫形师进行调整。

4. 偏瘫患者　对于卧床不起的患者，AFO 可以预防足下垂和内翻畸形。但由于康复过程漫长，患者自身须长期坚持使用矫形器，家属做好监督。如果长时间步态异常，最终将导致各关节的畸形发展。

（三）不同体位踝足矫形器的使用注意事项

（1）穿戴踝足矫形器的患儿在爬行时会感到困难，因为矫形器妨碍了踝关节跖屈，患儿只能使用膝关节进一步屈曲，或者增加髋关节旋转外展的程度来向前爬行。因此，患儿在进行爬行训练和游戏时，尽量脱下矫形器。

（2）患者取站立位时，鞋底和鞋跟在地面要放平，且站立时稳定性好。

（3）穿戴 AFO 长时间坐在地面的稳定性较差，这是因为患儿常有"W"坐的倾向，矫形器会对此有所限制，所以，长时间坐位时，须让患儿坐在椅子上或脱下 AFO。

（4）步行状态下，AFO 应无异常响动。

（陈佳佳　曾敬茹）

第十节　矫形鞋垫使用指导

矫形鞋垫通常是指放置于鞋内的用来保护、支撑或改善足功能的各种装置，属于最常用的足部矫形器（图 2-108）。

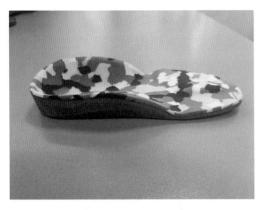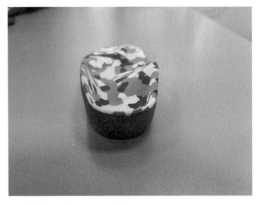

图 2-108 矫形鞋垫

矫形鞋垫是足部生物力学鼻祖默顿（Merton）博士提出的，它是根据足部生物力学原理设计的、以恢复人体正常生物力学为目的的矫正器。患有下肢生物力学异常或由这些异常引起相关疾病的患者需要穿戴矫形鞋垫，使横弓、内侧足弓、外侧足弓达到三点受力平衡，从而使错误的受力得到改善。如果下肢生物力学的异常情况不及时矫治，异常的生物力学环境可导致力的分布不均，进而降低患者正常情况下对行走能力的控制，引发各种不适症状，如足部、膝盖、髋部和后背疼痛。

一、矫形鞋垫的适用人群

矫形鞋垫可以应用于多种足踝部疾病患者，但其作用机制不同。

（一）根据矫形器的主要用途分类

1.适应性矫形鞋垫　主要用于容纳、适应并保护僵硬、畸形或有溃破风险的患足，如关节炎或糖尿病足等。

2.功能性矫形鞋垫　主要通过提供支持或稳固作用来控制柔性的患足，防止进一步损伤和变形。此矫形器适用于双下肢不等长、足底筋膜炎、扁平足等患者。

（二）根据矫形鞋的制作方式分类

矫形鞋垫的制作方式有三种基本类型：预制型、定制型和定制 - 模制型。

1.预制型矫形鞋垫　指大批量生产的，不经修型而直接分配给患者使用的矫形鞋垫，多用于运动鞋，可以预防足部疾病或矫正轻度的足部问题，但效果有限，仅能为足的特定区域或全足提供支持或减震作用。其特点是方便适配，而且价格比定制型矫形鞋垫和定制 - 模制型矫形鞋垫均便宜很多。预制型鞋垫主要包括以下主要类型：

（1）足跟垫：吸收行走和跑步时足跟因收到地面的反作用力而产生的震荡。

（2）足弓垫：适用于普通的足弓塌陷患者，以成人为主要群体。

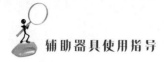

（3）全足垫：具有杀菌、除臭等功效，可供糖尿病足使用。

2.定制型矫形鞋垫　一般包括预制型矫形鞋垫的基础构件，然后根据患者的需要进行不同程度的改造，是目前医疗机构中普遍使用的矫形鞋垫类型。定制型矫形鞋垫是通过在主体鞋垫上黏附纵弓、横弓，在后跟补正垫、补高垫、外侧楔形垫等，并对需要改造的部分进行调整，最终制作出针对患者自身疾病定制的鞋垫。此鞋垫制作简单，便于医生调整使用，价位适中，目前被医疗行业广泛使用（图2-109）。

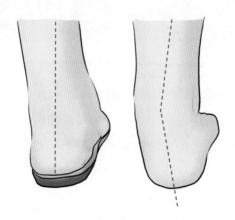

图2-109　定制矫形鞋垫

3.定制－模制型矫形鞋垫　有些复杂类型的足病患者，尤其是临床用于医疗矫正的患者，其足部的病情类型和特点比较复杂，需要根据患者不同的情况进行个性化定制矫形鞋垫。其制作过程费时、费工，因而价格昂贵。定制－模制型矫形鞋垫需要特定的矫形鞋作为配合，矫形鞋内需要预留矫形鞋垫的空间。其制作方式有两种：手工石膏灌注脚模修型、计算机扫描后修型。两种制作方式均需要医师制订详细和贴切的矫形鞋垫处方，才能够对症解决患者的足部疾病。

（三）根据矫形鞋垫的规格分类

1.软性　适合体重45~65千克的患者或糖尿病患者使用。

2.硬性　适合体重75千克以上的患者使用。

3.运动型/特殊型　适合多关节调整者使用，须与运动鞋配合使用。

4.儿童型　适合儿童使用。

5.高跟鞋型　适合常穿高跟鞋者使用。

（四）矫形鞋垫的常见适用疾病及其作用机制

1.扁平足　扁平足患者的最大压力为中足部位，穿着扁平足垫后，扁平足足底各部位压力均有所减小，基本达到了正常组足底压力的分布水平，起到矫正扁平足的作用（图2-110）。

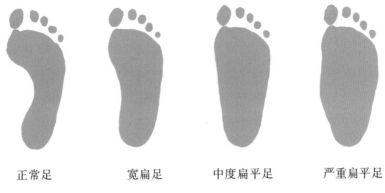

| 正常足 | 宽扁足 | 中度扁平足 | 严重扁平足 |

图 2-110 正常足与扁平足

2. **跖腱膜炎** 矫形鞋垫可以明显缓解跖腱膜的张力，减轻其劳损，从而达到消除局部炎症、缓解疼痛的目的。

3. **跟骨骨刺** 矫形鞋垫可以使足底受力重新分布，减轻足跟部的负重受力，减少了局部的刺激，达到消除局部炎症、缓解疼痛的目的。

4. **跟腱炎** 跟腱炎的发生除了鞋的挤压、摩擦等外部因素外，大多数患者存在踝关节扭曲的症状，导致跟腱附着点不正常受力，也容易导致跟腱炎。矫形鞋垫可以矫正踝关节的扭曲，减轻跟腱的张力，使跟腱正常受力，久之跟腱炎可自愈。

5. **松弛性足内翻** 矫正足部力线，维持距下关节中立位，在足跟外侧加楔形鞋跟或鞋垫若在前足外侧加楔形鞋垫，可将负重移向足内侧。

6. **跖骨痛及疼痛性胼胝** 此时可使用疼痛性鞋垫。使用矫形鞋垫后，重塑足弓，使足底负重受力平均分配，减少前足的受力。还有一种矫形鞋垫其前端有个横弓支撑垫，能够重塑横弓，使塌陷的跖骨头有不同程度的抬高，不仅可以有效缓解前足的疼痛，还可以使疼痛性胼胝逐渐软化，直至消失。

7. **习惯性踝关节扭伤** 此类患者不仅存在踝关节两侧韧带力量不平衡的情况，甚至存在距骨关节面的倾斜的情况。患者在使用矫形鞋垫后，不仅可以平衡踝关节两侧韧带的力量，还可以改善距骨关节面的倾斜角度，从而达到预防踝关节扭伤的目的。

8. **跗跖关节炎与跗骨间关节炎的疼痛** 部分跗跖关节炎和跗骨间关节炎本身存在跗骨间关节结构紊乱或松动的情况，再加上其足部肌肉、韧带老化，维持跗骨间关节结构的能力减弱，使其更加容易劳损外。患者使用矫形鞋垫后，通过鞋垫对足弓的支撑作用，可以稳定关节结构，避免创伤性炎症的发生，进而消除疼痛症状。

9. **老年性退行性骨关节病（膝关节、髋关节、下腰部）** 老年人长期穿戴矫形鞋垫，可以通过改善下肢力线，平衡关节的受力，调整行走的步态及姿势，进而达到预防老年性退行性骨关节病的作用。

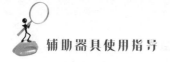

10.踇趾外翻　该疾病的加重主要由于足底肌肉的牵拉所致。患者在使用矫形鞋垫后，可以有效地缓解足底肌肉的力量，进而达到延缓踇趾外翻加重的作用。

11.髌骨疼痛　矫形鞋垫通过减缓步行速度和减震作用，可以有效地减少行走中的内翻力矩和内侧间室压力，进而缓解内侧间室膝骨性关节炎的疼痛。

12.膝骨性关节炎　该疾病发作的主要原因在于关节软骨的负荷过重，失去了"回弹力"的防护作用。矫形鞋垫可以将膝内侧负荷应力转移至关节面较正常的部位，重新建立正确的力学平衡，进而改善膝关节疼痛及日常活动能力。

13.糖尿病足　有的治疗研究发现，使用个性化矫形鞋垫可以明显降低糖尿病足患者的足部感觉性异常，其原因可能是矫形鞋垫可以增加足底接触面积，减少足底软组织内部应力。

（五）矫形鞋垫使用禁忌证

（1）足部骨折、外伤、皮肤破损或感染等疾病未痊愈者。

（2）下肢不能负重者。

二、矫形鞋垫的使用方法

（一）矫形鞋垫的特点

（1）矫形鞋垫是由足踝医学专家通过对足底生物力学、足部病变引起人体生物力线改变的研究，设计、研制出来带有足纵弓支撑作用的鞋垫。

（2）矫形鞋垫足弓大小是根据正常足弓度数来制作，它适应于普通人群。对于部分有足部畸形或足部疾病的患者，可以通过计算机的测试，设计、制作出具有特定足弓高度的垫子，以适应特定个体。

（3）矫形鞋垫可以通过对足弓的支撑作用矫正和改善行走的步态和姿势。患者通过穿戴矫正鞋垫，可以矫正内翻足、外翻足、内"八"字、外"八"字等不良走路姿势（图2-111）。

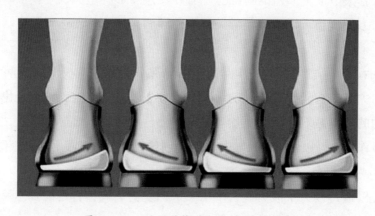

图2-111　矫形鞋垫对足跟的支撑作用

（4）矫形鞋垫可以通过重新分布足底压力，保守治疗部分足底疾病，如鸡眼、跖趾关节炎、跗骨间关节炎等。

（5）矫形鞋垫可以通过改善下肢力线，预防老年性退性行骨关节病。

（6）矫形鞋垫通过改变足部接触地面的角度及负重点，使患者在站立、行走、跑跳时感觉更加舒适、有效。

（二）矫形鞋垫的使用方法

将鞋的内部原有鞋垫取出，清洗鞋内环境并保持鞋内干燥。若是可裁剪材料的矫形鞋垫，根据鞋内空间和实际脚长配合参考尺码线进行裁剪，将鞋垫放入鞋内，大小合适即可。

不同足部疾病使用的矫形鞋垫不同，应根据自身情况选择或请专科医生制作适合患者的矫形鞋垫。一般矫正内翻的鞋垫是内侧薄外侧厚的，鞋垫放于鞋内只需要注意鞋垫厚的一边放于鞋外侧；部分足弓垫和足跟垫无脚掌部分，此种矫形鞋垫放入鞋内后，使鞋垫靠近鞋跟最后端，足部穿入鞋内，可以掂两下鞋跟，使足跟、鞋垫均往鞋跟靠拢；定制型的矫形鞋垫需要有适配的矫形鞋；足弓垫的足弓托应放于足弓偏后，大限度地抬高跟骨前内侧方而不是纵弓（足心）中央，从而有效平衡足底受力，纠正错误受力（图2-112）。

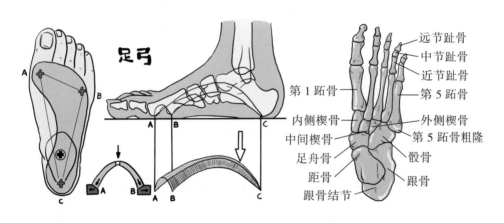

图 2-112　足弓

三、使用矫形鞋垫的注意事项

（一）矫形鞋垫的常规使用注意事项

（1）穿戴矫形鞋垫应循序渐进，过快矫正可能会损伤肌肉韧带。患者可以从每日穿戴1小时开始，每日逐渐增加半小时，过渡到7~8小时。

（2）定制型的矫形鞋垫试穿4周后应复诊，以便医生重新评估，检查需要修改的位置，调整鞋垫。在穿戴过程中若有任何不适，须及时复诊。穿矫形鞋垫的同

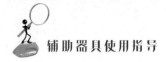

时，应积极治疗原发疾病，配合康复锻炼。

（3）鞋底不能太软，鞋垫放入鞋内后要合适，不能被鞋帮架起。

（4）鞋要合脚，能稳稳地将足部固定于鞋内及鞋垫上，鞋垫不能在鞋内随意移动。

（5）使用鞋垫的过程中一定要注意关注患者的整体健康状况，尤其是腰椎和骨盆是否正常，避免导致其他疾病的进一步加重。

（6）长短脚的矫正，须排除因为腰椎或骨盆不正等原因导致的继发症状，否则会影响鞋垫的矫形效果（图 2-113）。

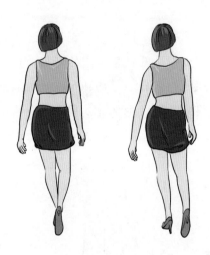

图 2-113　长短脚

（7）剪裁鞋垫时只能从前端进行修剪。

（8）建议患者购置两双鞋垫交替使用，效果更好，每日更换，轮流使用，每 3~6 个月更换一次新鞋垫。

（二）矫形鞋垫的日常清洁保养

（1）矫形鞋垫不用时应取出，放于通风处晾干，保持鞋内、鞋垫清洁干燥。

（2）对于矫形鞋垫上的非顽固性污渍，清洁时用刷子刷掉，弹去灰尘。

（3）对于矫形鞋垫上的顽固性污渍，清洁时用湿毛巾擦洗，晾干即可。

（4）清洗鞋垫的水温不可超过 40℃，禁止久泡、机洗，禁止阳光暴晒。

（陈佳佳　曾敬茹）

第三章　假肢使用指导

第一节　假肢的管理

一、假肢概述

（一）假肢的定义

假肢是采用医学与工程技术的方法，为弥补截肢者或肢体不全者而设计、制造和装配的人工肢体。假肢的主要作用：弥补外观缺陷，获得肢体外形；代偿肢体功能，保持身体平衡，促进截肢者或肢体不全者恢复或重建生活、工作和社交活动能力。假肢分为上肢假肢和下肢假肢两大类。

（二）假肢的发展史

《晏子春秋》记载："踊贵而履贱"。"踊"，即古代为受过刖刑（斩断脚趾）者制作的木鞋。这反映了当时人们已经尝试制造和使用假肢（图3-1）。15世纪，欧洲兴起工业革命，大量铁制品出产，假肢的主要材料也由铁代替。17世纪，开始有人用木质材料制作假肢主体，用金属制作假肢关节，使假肢更具灵活性，这是假肢发展史上的重大飞跃（图3-2）。第一次世界大战后，残酷的战争致使成千上万的士兵为保住生命而截肢，促使假肢制造、配置的规模不断扩大。第二次世界大战后，金属锻造技术得到提高，

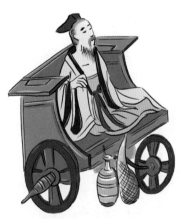

图3-1　膑刑者

出现了金属假肢和矫形器，材料多选取铝质材料、皮革等（图3-3）。20世纪60年代至90年代，随着科学技术的不断发展，合成树脂或碳素纤维的问世，假肢也实现了真正的科学装配。1981年，中国第一只全臂肌电假肢问世，随后，微电脑控制假肢膝关节问世（图3-4）。进入21世纪后，肌电假肢产品技术进入一个新的发展阶段。我国的上肢假肢技术研究跻身世界前列，如比例控制肌电假手、语音控制假手等高性能创新性产品出口东南亚及许多发达国家。国内大型综合医院、残疾康复中心均建立了现代化的假肢矫形器中心。

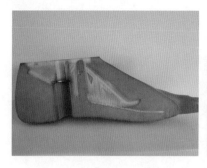

图 3-2 木头脚

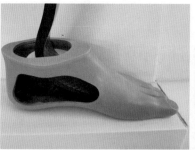

图 3-3 金属假足

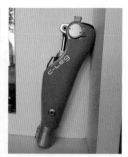

图 3-4 机电假肢

（三）假肢的结构

传统假肢主要由接受腔、铝或木制假足、金属关节、悬吊装置构成，外形呈筒状。现代假肢模仿人的肢体，其内由金属管支撑，外面由泡沫塑料海绵装饰，再套上肤色丝袜，使其外观更加逼真。

1. 假肢接受腔　包容残肢的软组织，将人体残肢与假肢连接在一起，发挥承重、控制假肢运动、悬吊假肢的作用。通过残肢与接受腔的连接，可以将人体残肢的作用力传递到假肢远端，达到残肢控制假肢运动的目的（图 3-5）。

2. 功能部件　主要分为上肢（假手、腕关节、肘关节、肩关节）和下肢（假足、膝关节、髋关节）。假手由内部的机械骨架和外部的装饰塑胶套构成。腕关节通过旋盘被固定于前臂筒上，并借助远端的螺栓与假手相连，以代偿腕部的屈伸、旋前、旋后功能。肘关节代偿肘部的屈伸功能，通常采用肩带来控制肘关节结构。肩关节用于肩离断假肢，连接肘关节与肩部接受腔，主要代偿肩部的屈曲、外展功能。假足用于代偿人体脚的支撑和行走功能，主要选用橡胶或聚氨酯作为主要材料。膝关节是下肢假肢中最重要的功能部件，可以保持身体稳定，进行屈膝摆动。髋关节仅用于髋大腿假肢，传统选用皮革作为主要材料，现代主要选用仿生髋关节结构（图 3-6）。

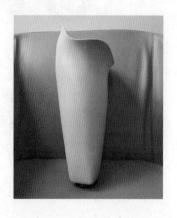

图 3-5 假肢接受腔

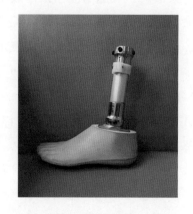

图 3-6 假脚

3. **连接部件**　假肢采用螺栓、旋盘、连接盘、金属丝架、悬吊带、金属管等连接器连接各关节（图3-7）。

4. **假肢外套**　假肢外包一层泡沫塑料海绵，外再套上肤色织物，使假肢外观更加逼真，满足患者的自我形象需求，并在碰到硬物时不会损坏衣物（图3-8）。

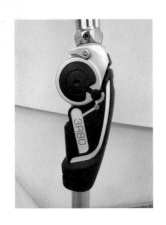

图 3-7　连接部件

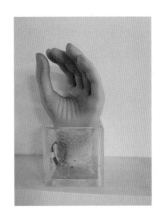

图 3-8　仿真手

（四）假肢的材料

制作假肢的主要材料包括金属材料、塑料、木质材料、皮革、织物等。根据假肢的不同种类和装配要求，可以选择不同材料和工艺加工。传统的假肢多采用木质材料、皮革为主要材料，现代假肢主要采用塑料、金属材料（不锈钢、碳素钢、铝合金、钛合金等）等。例如，聚丙烯板具有较高的强度和良好的抗冲击能力，主要用于制作假肢接受腔；弹性橡胶主要用于制作假足或踝部活动的缓冲部件；可以选用各种织物作为假肢的悬吊带和残肢外套。

二、假肢的分类

（一）按部位分类

1. 上肢假肢（图3-9至图3-11）

（1）肩离断假肢：适用于肩关节离断、肩峰下8厘米以内的上臂截肢者。

（2）上臂假肢：适用于肩峰下8厘米以外至肱骨外上髁5厘米以上的上臂截肢者。

（3）肘离断假肢：适用于肘关节离断、肱骨外上髁5厘米以内的上臂截肢、尺骨鹰嘴3厘米以内的前臂截肢者。

（4）前臂假肢：适用于尺骨鹰嘴3厘米以外的前臂截肢者。

（5）腕离断假肢：适用于腕关节离断截肢者。

（6）部分手假肢：适用于腕骨、掌骨截肢者。

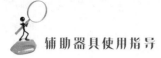
（7）假手指：适用于手指截肢者。

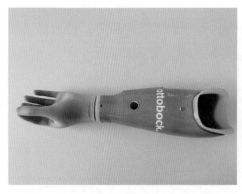
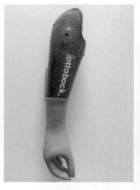
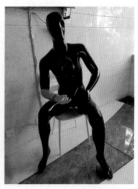

图3-9　前臂假肢　　　　　图3-10　肘离断假肢　　图3-11　假手指

2. 下肢假肢

（1）髋离断假肢：适用于半骨盆截肢、髋关节离断、坐骨结节5厘米以内的大腿截肢者。

（2）大腿假肢：适用于坐骨结节5厘米以外的大腿截肢者（图3-12）。

（3）膝离断假肢：适用于膝关节离断、小腿胫骨粗隆以内的截肢者（图3-13）。

（4）小腿假肢：适用于小腿胫骨粗隆以下的小腿截肢者。

（5）踝部假肢：适用于赛姆（Syme）截肢和皮罗果夫（Pirogof）截肢者（图3-14）。

（6）部分足假肢：适用于足趾部分或全部截肢、跖骨截肢、跖跗关节离断、跗间关节离断或跗横关节离断等截肢者。部分足假肢大体分为装饰性足趾套、足套式、小腿式部分足假肢。

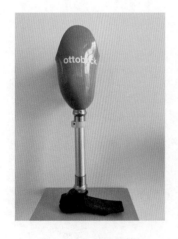
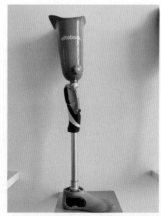
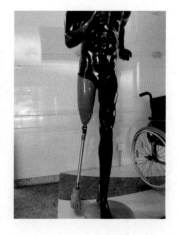

图3-12　大腿假肢　　　　　图3-13　膝离断假肢　　　　图3-14　踝部假肢

（二）按结构分类

1. **壳式假肢**　外形与人体肢体形状相似，主要使用木材、皮革、铝板或塑料制作完成。其优点是结构简单，重量轻，能很好地起到承重作用；但因其表面为硬壳，易损伤衣物。近年来，采用新材料制作的壳式假肢既轻便，又防水，广泛用于残疾人运动会的游泳项目中。

2. **骨骼式假肢** 结构与人体肢体相似，中间由类似骨骼的管状结构构成，外面包裹海绵，最外层覆盖柔软且具有弹性的泡沫并装饰肤色外套或人造皮，穿戴过程中不易损伤衣物，能满足穿裙子的女性截肢者的需求；缺点是其结构较复杂，重量较大，使穿戴者的活动灵活度降低；此外，泡沫塑料装饰外套价格较高，容易破裂，患者须投入大量精力、财力对其进行护理。

（三）按功能分类

1. **装饰性假肢** 主要是弥补肢体的缺失，不具备使用功能，多用于女性穿戴者，可提高其自我形象。

2. **功能性假肢** 可维持患者的日常生活和生产作业，如功能性假手。

3. **运动专用假肢** 可供运动员或运动爱好者使用，可以满足不同运动项目的需要。

（四）按安装时间分类

1. **临时假肢** 一般用于截肢患者的早期康复，促进残肢定型之用。临时假肢常在手术结束时立即使用，由临时接受腔和一些基本部件装配而成。可以辅助患者早日下地，预防关节挛缩畸形及长时间卧床引起的并发症；可以辅助患者早日使用假肢进行站立、行走训练，缩短患者的康复时间。

2. **正式假肢** 为患者正常长期使用而制作的完整假肢。

（五）按假肢的制造技术水平分类

1. **传统假肢** 使用木质材料、皮革、铝合金等传统材料与技术制造的各种假肢，价格便宜且耐用，但很笨重，不利于患者活动。

2. **现代假肢** 使用新型塑料材料及现代技术制造的假肢，具有轻便、外观良好、灵活、全面接触、全面承重等优点，但价格普遍较为昂贵。

三、假肢的适配

装配假肢要求恢复截去肢体的基本功能，但有些情况，如部分手截肢后装配了装饰假手反而失去了残手感觉，妨碍残手残余功能的发挥，则不一定要装配假肢。注重实效和价格效益比，不盲目追求高价格。国内生产和国外进口的假肢种类很多，价格差距很大，截肢者选择时要了解和比较相关假肢的性能、特点和价格。有的假肢是为某些特殊人群设计的，如英国生产的"智能腿"大腿假肢，价格高达数万元，适合经常需要快速行走者使用，但不适合老年人。有些假肢是专门为患者比赛设计

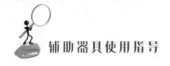

的，日常生活中反而很不实用。

儿童患者选择假肢时，不一定要选择装配高档的假肢。因为儿童正处于生长发育阶段，视发育情况，一年需更换一次接受腔，两年换一次假肢，有助于儿童生长发育，可预防生长发育阶段身体其他部位的变形，如骨盆、脊柱习惯性畸形等。

老年患者尤其是因糖尿病、脉管炎等原因截肢的患者，在选择假肢时，一般选用材质轻、关节稳定性好的假肢部件或老年专用假肢部件。因为大部分老年人装配假肢是用来行走，不会进行剧烈的运动；对于糖尿病、脉管炎患者，建议选择专用硅胶或凝胶护套保护残肢皮肤，预防穿戴假肢时皮肤磨破等情况。

残肢植皮及瘢痕粘连情况较为严重的患者，一般使用硅胶、凝胶等软性护套来保护残肢皮肤，以预防穿戴假肢过程中皮肤磨破带来严重后果，同时可以减轻穿着假肢行走的负担。

（一）肩离断假肢的适配

肩关节离断和肩胛带离断截肢后，截肢者的肩关节功能也随之丧失。目前虽然有这类肌电假手和机械假手，但其制作难度大，成本高，重量大，操作控制难度大，而且恢复的功能十分有限，因此，绝大多数截肢者都选择装饰假手。

（二）上臂假肢的适配

需要从事劳动的上臂截肢者，一般不宜选择没有动作功能的装饰假手。如果经济条件允许，建议选择肌电控制假手。但是，由于增加了一个肘关节，重量增加较多，耗电大，体力劳动时电池消耗更大，频繁更换电池也不方便。混合力原配置假肢也是一种不错的选择，前臂用肌电控制，肘部使用机械关节，这样可以减轻整条假肢的重量，降低电池消耗，动作功能比锁控假手多。如果经济条件较差，建议选择锁控假肢，轻便，耐用，价格便宜，还可以完成一些简单的动作，适合于劳动患者。

肱骨截肢丧失了腕与肘两个关节，上臂假肢的代偿功能有限，且操作繁琐，重量大，价格昂贵，因而许多人特别是单侧截肢者宁愿穿戴轻巧、漂亮的装饰假手。上臂和肩离断美容假手采用与下肢假肢类似的骨骼式结构，硅橡胶仿真手皮，内部填充海绵，有很好的视觉和触觉效果。

（三）前臂假肢的适配

对于前臂截肢的患者，肌电控制假手是很好的选择。经过训练的截肢者使用肌电控制假手可以配合健侧手穿衣、做饭等，基本实现生活自理。

（四）部分手假肢的适配

人的手指功能大都体现在拇指相对于示指和中指的运动中，这3个手指远节截肢后，只要残指皮肤感觉良好，捏取、侧取功能存在，则不必装假手指；若拇指、示指或中指全部切除，应装配假手指，这不但能弥补手指缺损，还可以有限恢复对掌功能。其他掌部截肢只要残肢部位没有明显畸形，建议装配硅橡胶美容手指。对于第1腕掌离断合并经掌骨远侧截肢而腕关节功能良好的截肢者，可以选择掌骨截肢假肢，这种假肢的手部由多轴连杆系统构成，能够依靠患者的伸腕、屈腕运动产生的动力来完成开手、闭手动作。

（五）上肢双侧截肢的适配

对于上肢双侧截肢者，如果条件允许，至少装配一条肌电控制假手，以求尽可能多地恢复上肢的主动运动功能。

四、残肢的护理

（一）残肢结构认识

肢体因各种原因受到损伤而被截除，余下的部分称为残肢，截肢处称为残端。截肢手术在截除受损肢体后对残端须做特殊处理，包括在骨断端边缘打磨，使其保持平、圆，剔除破碎的骨膜，血管使用丝带结扎或电凝止血，肌肉被切除后固定成型，神经剥离切断，留取足够的皮瓣覆盖整个残端，进而缝合。只有清楚地认识残肢结构，才能正确地进行自我评估及观察，尽早识别残肢异样，采取相应的处理。

（二）残肢自我评估

1.残端皮肤评估　截肢者应知晓正常的皮肤情况，能自我评估皮肤有无伤口、瘢痕、窦道、皱褶、破溃、松弛等。若有上述异常情况，须及时处理（图3-15）。

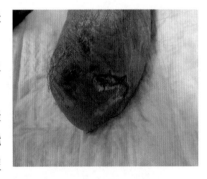

图3-15　破溃皮肤

2.残肢外形评估　主要评估残端形状，完美的残端应该是一个圆润饱满的倒锥形，这样才能够很好地与假肢接受腔相容。此外，长久穿戴假肢者还需测量残端周径，观察自身是否出现残端水肿或肌肉萎缩等症状。

3.残肢肌力和关节活动度评估　自我评估残肢肌力和残端临近关节的关节活动度，以判断残端能否正常支配假肢，并强化相应的功能锻炼。

4.疼痛评估　自我评估疼痛的性质及程度，区分残肢痛和幻肢痛，掌握NPRS评估法（数字疼痛评分法）。当疼痛达到中重度时，可采取药物止痛方法，积极就医。

（三）居家皮肤护理

截肢术后，残肢血液循环变差，神经营养不良，加之活动中的假肢接受腔对皮肤不断加压与摩擦，张力过大，容易导致残端皮肤的水疱形成，进而发生破溃、感染等症状，甚至形成窦道。若处理不当，会造成伤口难以愈合，给假肢穿戴带来不

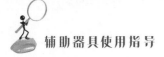

便。因此，居家皮肤护理十分重要。

（1）每晚在睡前用中性肥皂水清洗残肢，再用清水将肥皂液完全冲洗掉。不能浸泡肢体。

（2）用柔软的毛巾将水迹擦拭干净。

（3）查看残肢皮肤状况，有无伤痕或变色，是否出现发红、水疱、破溃、感染等现象。皮肤一旦出现水疱、汗疹等异常状况应及时处理。一般先消毒，局部外用药涂抹，再敷贴包扎后可穿戴假肢。若皮肤发生破溃、感染、形成窦道，及时就医治疗。

（4）不可在残端粘贴胶布，避免造成皮肤糜烂或二次损伤；也不可在残端涂擦乙醇，避免皮肤干裂。可使用具有抗冻、抗裂、防皱特性的硅霜类护肤品，保持皮肤细嫩。

（5）对残端采用向心性均匀按摩，促进残端血液循环，可采用拍打、按压残端、残端蹬踩、用粗糙毛巾做螺旋性感觉训练等方式来增强残肢末端的承重能力，进行残端脱敏训练。

（四）残端的塑形

好的残端形状与假肢接受腔完美契合，能减少皮肤的摩擦受损，减轻疼痛，提高患者舒适度，还有利于增强假肢的灵活性。因此，在伤口拆线后，立即给予弹力绷带包扎塑形，减轻残肢肿胀，促进残肢萎缩定型。总之，患者需要持续长久的塑形，弹力绷带的应用也将伴随患者终生。

根据截肢部位的不同采取不同的包扎方法，具体如下：

1.上肢截肢的绷带包扎技术　从前方开始，绕过残端至腋窝后方，缠绕1~2次；从后方折返后，绕残肢数圈，以防滑脱；采用"八"字缠绕法，远紧近松地缠绕，直至缠绕完全；为了防止上臂残肢的包扎绷带滑落，可用绷带于腋下缠绕后固定于肩峰下。包扎前臂截肢时应注意暴露肘部，避免影响肘关节活动（图3-16）。

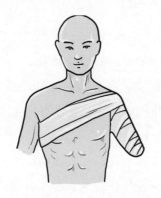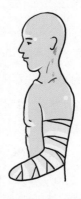

图3-16　上肢截肢包扎

2.大腿残肢的绷带包扎技术　从前方腹股沟部开始，完全绕过残端，到后方大腿肌 1~2 次；从后方折返，从内向外绕过残肢数圈，以防脱落；采用"8"字缠绕法，从残端尖部向上方缠绕，远紧近松，直至缠绕完全。为了固定完整，绷带在腰部绕一圈后于大腿固定（图 3-17）。

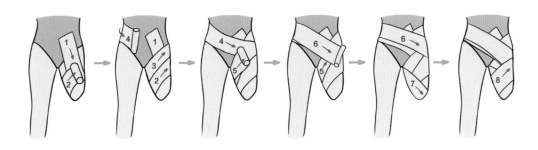

图 3-17　大腿残肢包扎

3.小腿残肢的绷带包扎技术　前方从髌骨下方开始，绕过残端至后方腘窝部，至少往返两次；从后方折返绷带，然后从内向外环绕数次，绕过膝盖，以防绷带滑脱；采用"8"字缠绕法继续缠绕至残端尖部，远紧近松，越靠尖端越紧，最后绕至股骨髁上部分；膝盖伸直，绷带缠绕后固定于膝盖下方。为了不影响关节活动，髌骨应暴露在外（图 3-18）。

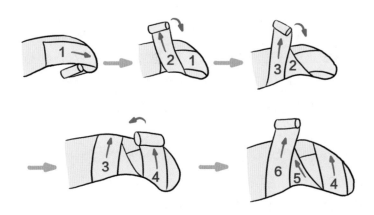

图 3-18　小腿残肢包扎

包扎残肢时需注意，小腿残肢采用 10 厘米宽的弹性绷带，大腿残肢采用12.5~15 厘米宽的弹性绷带；松紧适宜；24 小时包扎，每隔 4~6 小时放松 1 次，观察皮肤情况；不可有皱褶，压力要均匀；遵循远紧近松的包扎原则，绷带越往残肢末端部压力越大。包扎后不影响关节活动，环形方向不施加压力，只能在斜向缠绕时施加压力；包扎时应在残端预留一窗口便于观察残端皮肤情况和循环情况。夜间持续包扎但应稍松，减轻残肢压力，利于睡眠。

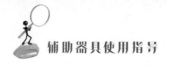

（五）并发症的处理

1. 残肢皮肤水疱、破溃、感染和窦道形成

（1）原因：因外周血管疾病和糖尿病造成的截肢，残肢创面不易愈合，容易发生破溃和感染。残端瘢痕增生，凹凸不平，活动时造成皮肤磨损，出现水疱、破溃。假肢接受腔不适配，残肢窜动，局部受压过大，均容易引起皮肤压疮。破溃的皮肤如果未得到及时处理，可并发感染，甚至形成窦道。

（2）处理：加强创面换药，可选用紫外线、超短波等治疗仪照射创面，促进创面愈合。对于经久不愈的窦道患者，须尽早就医行手术扩创。对于残肢瘢痕患者，可使用硅凝胶套或涂抹软化瘢痕类药物，避免和减少皮肤瘢痕受压或摩擦。对于接受腔不适配者，须及时修整或更换接受腔。残肢套有破损时应及时更换，避免因残肢套不平整造成假肢对皮肤的压迫。对于伴有糖尿病、外周血管病变等原发疾病者，对症用药，改善营养和全身状况。

2. 残肢皮肤过敏、皮炎、毛囊炎及溃疡

（1）原因：某些过敏体质或身体处于高敏状态的患者，在残肢密切接触由化工材料制造的假肢后，容易出现皮肤瘙痒、红疹等过敏症状。不洁的卫生习惯或接受腔持续潮湿，也易导致接受腔内细菌和真菌的生长繁殖，进而引发皮炎或毛囊炎。残端肌肉萎缩，皮肤变得松弛而形成皱褶，在长时间穿戴假肢后由于持续潮湿、血运障碍等因素，造成类似湿疹样改变，甚至破溃，形成溃疡。

（2）处理：穿戴吸水力较强的棉制袜套，每日清洗残肢及残肢套，保持残肢皮肤清洁、干燥，防止皮肤过度角质化，同时避免酸、碱、有机物等对皮肤的刺激。一旦发生皮肤过敏，立即对症使用抗过敏的外用药，如肤氢松；经济条件允许时，患者可更换接受腔的材料。发生毛囊炎、感染等症状时，暂停假肢穿戴，并适当使用抗生素软膏外用。皮肤软组织较松弛、残端皮肤溃疡反复发作时，应当考虑手术治疗。

3. 残端骨刺生长

（1）原因：截肢后残端骨刺的发生率占截肢者的60%~70%，原因是术中截骨后残留骨组织清除不彻底、止血不彻底造成的血肿机化后异位骨化、儿童截肢后骨残端的过度生长。

（2）处理：对微小骨刺可加强按摩、揉搓磨平，拍打残端，提高活动过程中骨刺扎入皮肤造成的疼痛忍耐力。对于较大的残端骨刺，须手术切除。

4. 残肢关节挛缩或畸形

（1）原因：残肢关节长期摆放不当，如小腿截肢术后膝关节屈曲，膝下垫枕头，长时间缺少关节的主动活动和被动活动，均可能导致关节挛缩或畸形。大腿截肢术后，髋关节未处于正确的体位，易出现髋关节屈曲外展畸形。小腿截肢易出现膝关节屈曲畸形。

（2）处理：截肢术后预防关节挛缩最有效的方法是术后将残肢关节置于功能位，尽早开展关节的主被动训练，维持关节的活动度。若患者已发生关节挛缩，应进行关节松解，拉伸挛缩关节，改善关节活动范围；松动前先热敷关节，可有效减轻强行拉伸造成的疼痛。严重的关节挛缩畸形须就医行关节松解手术。

5. 残肢肿胀或萎缩

（1）原因：术后未能及时进行早期康复治疗及残肢肌肉功能训练容易发生肌肉萎缩。糖尿病、动脉粥样硬化、脉管炎等血管病变造成血液循环障碍。假肢接受腔与残肢出现间隙，在肢体摆动过程中造成残肢淋巴回流障碍，形成残肢末端软组织的淋巴淤滞，进而导致残肢肿胀。血液循环不畅、缺乏肌肉锻炼者均易发生肌肉萎缩。

（2）处理：坚持进行肌肉收缩训练与关节活动度训练，避免肌肉萎缩。促进血液循环，促使残肢淋巴及静脉回流，减轻水肿。全天（尤其是夜间）坚持使用弹力绷带加压包扎，防止因肿胀而影响次日假肢的穿戴。使用低中频红外线治疗可以改善血液循环，控制感染，达到减轻、消除肿胀的目的。

6. 残肢痛

（1）原因：残端神经过度生长，形成神经纤维瘤，可出现明显的感觉痛、触痛和压痛。残端骨质增生刺激残端皮肤，残端瘢痕增生粘连刺激末梢神经，残端血液循环障碍，皮肤破损感染，均可引起残肢红肿、疼痛。

（2）处理：消除病因、对症处理。如改善残肢血液循环，消除局部炎症；正确摆放功能体位，持续进行肌力训练、关节训练、残肢按摩，抑制瘢痕增生，松解粘连；必要时给予镇痛药物缓解残肢疼痛；手术切除神经纤维瘤、削平骨刺。

7. 幻肢痛

（1）原因：幻肢痛是指患者自身感到被切断的肢体仍然存在，并且感到类似于电击、切割、撕裂、针刺或灼烧样的疼痛。幻肢痛是典型的神经源性疼痛，其特点是痛觉过敏和自发痛。截肢者通常会出现此状况，持续性疼痛，阵发性加重，各种药物治疗往往无效。大部分幻肢痛在截肢1年后可逐渐消失，其原因尚不十分清楚。

（2）处理：截肢术后尽早穿戴假肢可促进幻肢痛的消失；自我心理暗示、催眠，使自身精神放松。可在医生指导下服用阿米替林、卡马西平等中枢性镇痛药。

五、假肢的日常维护与保养

假肢的使用寿命取决于不同的制作材质和保养方式，因此，掌握正确的假肢日

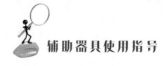

常维护及保养方法，有利于避免频繁更换带来的适应期不适和巨大的经济压力。

（一）假肢的清洗

1.树脂接受腔的清洗　由于接受腔与皮肤直接接触（穿戴硅胶内衬套和小腿假肢除外），皮肤容易出汗，需要每日进行清洗。树脂接受腔建议使用中性洗涤剂清洗，30°左右的温水冲洗后，用软毛巾擦拭，自然风干。不可选择刺激性洗涤剂，避免损伤皮肤；不可长时间曝晒，避免使假肢变形、皲裂。由于汗渍会滋生大量的细菌，若患者出汗较多（特别是天气炎热的夏天），建议用75%乙醇擦拭接受腔内部，不仅可以消毒灭菌，还可以消除异味。

2.硅胶内衬套的清洗　硅胶内衬套须每日用清水清洗。硅胶内衬套产生的压力将残肢紧紧地包住，残肢与硅胶内衬套之间没有间隙，残肢会大量出汗，因此，硅胶内衬套须用70%乙醇消毒，避免滋生细菌和产生难闻的气味。硅胶内衬套清洗后应使用蓬松织物擦干，并使用硅胶内衬套专用的架子悬吊，在阴凉通风的环境下阴干。硅胶内衬套在不使用时应当摊开平放，不要卷起来放置，注意保持其形状不会改变。此外，将硅胶内衬会吸收很多空气中的粉尘在硅胶套的表面附着，这对残肢非常不利，容易致使残肢出现过敏症状，需进行处理。

（二）机械部件的保养

上肢假肢的机械部分大都由铝合金、碳索钢和弹簧钢制成，通过一些精密部件连接组装，不可随便拆卸零部件；此外，金属部件还有被氧化的可能。因此在使用假肢时应特别注意以下三点：

1.防锈　尽量避免在潮湿的环境中使用和存放假肢；注意活动连接处应防水，如装饰手套与臂筒之间的间隙以及肘关节处应尽量避开浸水，若潮湿，须尽快擦拭干净。

2.润滑　金属部件使用后均需要定期润滑，保持整个机械结构的正常运转；截肢者可根据说明书定期向传动部和旋转轴增加润滑油，或联系厂家对假肢的机械部分进行专业全面的润滑保养，确保假肢的正常使用。

3.紧固　机械部件在运转中会产生磨损，使部件之间的间隙增大，固定螺丝也会因长时间使用假肢造成松动，这些情况很可能造成假肢的提前报废。截肢者在使用假肢时也应经常关注这一点，定期检查假肢是否有磨损或螺丝松动，发觉机械设备部分有杂声或异常声响时，应尽早联系厂家进行拆装维修。

（三）电气部件的维护和保养

注意防止水、湿冷的气体进入电气部件，维持干燥，避免电缆线断开。电极与肌肤表面容易沾到废弃物和锈蚀，应特别注意维持电极表层的清理，电极周边容易积存脏污，这些均是导致安全事故及短路故障的原因。此外，患者还需要注意避免电缆线联连交差、扭结、绝缘层毁坏等导致的短路故障，避免过载运行。

（四）电池与充电器的使用与保养

肌电控制假肢的动力来源于电池，现在大多数肌电控制假肢的生产厂家都选择锂电池作为电源，因为锂电池具有体积小、重量轻、体积能量比高、工作电压高、环保无污染等诸多优点。它还可以随时充电，随时取下使用，但需要使用厂家提供的专用充电器。锂电池是目前最为先进的电池，其价格也颇为昂贵，为了充分利用锂电池的效能，增加电池的使用寿命，减轻患者的经济压力，需注意锂电池的使用与保养。

1. 电池的使用与保养

（1）新电池：锂电池在生产时均会储存部分电量，因此，新购买的锂电池时可以直接开封使用。锂电池不存在记忆效应，可以随用随充。充电电池的工作电压不可小于额定电压，若发觉假肢起动缓慢或无法启动，表示电量过低，须立即开始充电，不可待耗尽电量后才充，否则会对电池寿命造成影响。另外，建议患者购买具有过充保护设置的充电器，这样便可以将电池长时间放置在充电器内，当电量充满后充电器会自动停止充电，避免出现过充的情况。

（2）存放电池：不使用假肢时，务必将电池取出并保存在干燥阴凉处。长时间不使用假肢时，须将锂电池充入 50%~80% 的电量，每隔 3 个月充一次电，避免存放时间过长，电池因自放电导致电量过低，造成不可逆的容量损失。不要将电池与金属物体混放，避免金属物体触碳到电池正负极，造成短路。不能敲击、针刺、踩踏、拆卸、改装电池，避免损害电池甚至造成危险。锂电池的自放电受环境温度和湿度的影响，高温和高湿会加速电池的自放电，建议将电池存放于 0~20℃ 的干燥环境中。不可将锂电池放于强烈日照、微波、高压等环境中。

2. 充电器的使用与保养

使用厂家提供的原装锂电池充电器给锂电池充电，不要使用劣质或其他类型的电池充电器给锂电池充电，也切忌使用原装锂电池充电器给非锂电池充电。不可长期将充电器插于电源插座上通电。

（杜春萍　徐　慧　吕秀梅）

第二节　上肢假肢使用指导

上肢的主要功能是主要通过手来完成穿衣、吃饭、取物等日常生活活动。手指缺如将不能进行精细化的手部操作，如抓取、握拳等；前臂截肢还丧失了前臂的旋前、旋后动作。因此，需要穿戴具有不同功能的假肢，同时训练截肢者使用一些常

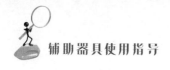

用的生活用品，如叉子、汤匙、水杯、水龙头、牙刷、门把手、门锁、开关等来完成日常生活活动。

一、上肢假肢的特点与穿脱方法

1.上肢假肢的特点 正常人的腕关节可以完成掌屈、背伸、尺侧外展和桡侧外展四种动作，因此，在设计上肢假肢的肘关节时，应首先考虑代偿这些功能。到目前为止，所有设计上肢假肢的腕关节均以代偿腕部的屈伸、旋前、旋后功能为主。假肢的腕关节模仿人体腕关节的动作，也是假手与臂筒连接的重要部分。目前使用的假肢的腕关节，最基本的作用是安装假手的手部构件，发挥屈曲、旋转功能。结构和功能不同的假肢的腕关节，通过旋盘被固定于前臂筒上，并借助远端的螺栓与假手相连接。手的旋前及旋后功能可以无级调节。

2.不同部位截肢的假肢穿脱方法

（1）前臂截肢：单侧前臂截肢者完全可以自行穿脱假肢。先将"8"字背带与悬吊带套入肩肘部，再将残肢穿入接受腔。脱假肢时先脱"8"字背带，再将残肢从接受腔中脱出。双侧前臂截肢者早期穿脱假肢需要他人帮助，后期则应自行穿脱。穿脱顺序与单侧前臂截肢者相同，先穿左侧或右侧均可，此方法适合于双侧前臂截肢有各自独立索控系统的假肢。

（2）上臂截肢：其穿脱方法与前臂不同，可分为中等长度残肢与长残肢。

1）中等长度残肢：单侧中等长度上臂截肢者穿假肢时，先将残肢穿入接受腔，再将索控系统从身体后侧到健侧穿入；脱假肢与之相反。双侧中等长度上臂截肢都穿假肢时，截肢者可以将假肢平放于床上，截肢者再躺在假肢上，先将索控系统套在一侧，之后再将残肢插入。

2）长残肢：由于上臂长残肢的假肢索控系统的牵拉，假肢的穿脱比较困难，因此，在制订假肢处方时应考虑将假肢索控系统中的锁肘控制带做成可拆卸的两部分。在穿假肢时首先将锁肘控制带拆开，截肢者再按照中长残肢的穿戴方法穿好假肢，之后将锁肘控制带装好即可完成假肢的穿戴。按照与上述顺序相反的步骤即可脱下假肢。

截肢者在初次穿戴假肢时可由其他亲友帮忙，之后应当自行练习穿戴，熟练掌握之后即可自己解决穿戴问题。

二、影响上肢假肢穿脱的因素

上肢截肢的部位不同，其假肢的穿戴方式也有很大差异，常受到残肢塑形、肌力、关节活动度的影响。假肢的操作经常依靠肩胛胸廓关节的运动来完成，肩关节离断、上臂截肢者若未及时进行关节活动度训练，容易造成肩胛胸廓关节挛缩，导致截肢者假肢操作训练困难。此外，截肢者穿戴上肢假肢时要受到假肢自重和所提携物品产生的向下拉力，必须通过必要的接受腔结构或附加的固定装置来实现假肢的悬吊；同时，截肢者还必须克服假肢接受腔与残肢之间的相对旋转与侧向运动，使其能够利用残肢良好地操纵假肢的各种动作。

三、上肢截肢残端的肌力训练

上肢截肢者应尽早进行躯干的等长收缩训练。前臂截肢者应进行肘关节的伸屈活动，可利用橡皮条、运动带等进行肌力的抗阻运动。上臂截肢者可利用重锤、滑车等做抗阻力后伸、前屈、外展的等长运动。肌力训练对截肢者用残肢操控假肢极为重要。肌力训练应与关节活动范围训练同时进行。重点训练残肢和肩胛带肌肉的力量，增强承受假肢重量和控制假肢的能力。

手术完成后即可开始进行上肢温和的肌肉收缩训练，此时截肢者可以主动开始进行收缩运动，但不能进行抗阻活动。伤口完全愈合后，训练强度逐渐加大，目的是增加上臂和前臂的肌力，尤其是肱二头肌的肌容积和肌力。上臂截肢者通常通过增加残端对接受腔的压力来增加接受腔的稳定性，如果残肢肱二头肌和软组织松软面无张力，残肢内的骨骼会在其中游离活动，进而影响接受腔的稳定，并可能导致局部软组织挫伤。截肢者通过肌肉收缩训练，可以减轻残端软组织的松软程度，增强肌力，增加接受腔的稳定性。后期的肌力训练通常采用渐进性抗阻训练，阻力可采用不同重量的沙袋、哑铃凳；同时截肢者应增加体能训练和自身使用假肢所需要完成的特殊活动训练。

四、上肢截肢残端关节活动度训练

维持关节活动范围是康复治疗的一个基本目标。维持肩胛带、盂肱关节、肘关节和前臂的活动范围对使用假肢及尽可能发挥假肢的功能极其重要。肩胛骨活动有限，会限制肩的外展活动。肩的前屈活动可用于操控假肢前背屈曲和假手打开，肩关节的伸展活动可被用于操控假肢锁肘。

前臂截肢者的肘关节屈伸和前臂旋前、旋后非常重要，术后应尽可能维持仍存在于桡骨和尺骨之间的活动，以维持前臂可能存在的旋前、旋后活动范围。不幸的是，临床上前臂截肢者的前臂活动范围常被忽略，因为这个活动范围常在2~3周内即丧失。前臂截肢后，必须训练残肢肘关节全关节范围的屈伸活动和前臂的旋转活动。如果前臂屈肘功能受限，会妨碍假肢的一些重要功能，如前臂靠近嘴、靠近胸部等活动。

截肢术后应尽早进行关节活动范围的训练，所有接近截肢部位的关节每天都必须进行至少3次的全关节活动范围的训练。

肩关节离断术后的训练包括双肩关节的前屈、后伸、外展、内收活动，有肩离断假肢需要健侧的肩部活动提供动力，同时还应训练肱骨的外展和内收、前屈、后伸、旋前、旋后活动。

前臂截肢者除了以上的训练外，还需要训练肘关节的屈伸和前臂的旋转活动。这些活动要求截肢者主动完成。如截肢者不能主动完成或关节活动受限，则需要家属做关节的被动运动和屈伸活动，每日至少2次。当关节活动达到一定范围时，截肢者开始主动活动，并在关节活动范围内的末段用力收缩，以牵伸肌肉、肌腱和各种受限的软组织，改善活动范围。

以下是上肢截肢患者居家锻炼操：

（1）俯卧位，双上肢伸直举过头顶，上半身后仰，使胸部离开床面，缓慢进行多次（图3-19）。

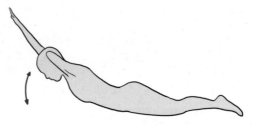

（2）坐位残肢练习方法（图3-20）：

1）截肢者坐位，抬头挺胸，做深呼吸，坚持5~6秒。

图3-19俯卧位训练

2）截肢者坐位，双上肢尽可能向后伸，坚持5~6秒。

3）截肢者坐位，双上肢外展至肩的高度、后伸，坚持5~6秒。

4）截肢者坐位，双上肢从躯干旁的位置开始向前平伸，逐渐上举，尽可能地举高并坚持5~6秒。

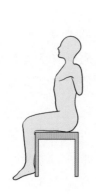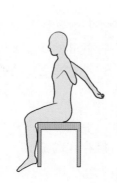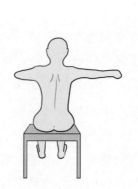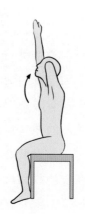

图3-20坐位训练

五、日常生活项目的训练

日常生活项目的训练不仅会使截肢者掌握一些实际使用假肢的方法，还是截肢者扩大假肢用途的一种过渡。日常生活项目的训练内容大部分为双臂截肢者的必修课，单臂截肢者可选择部分双手活动项目进行训练。通过训练，截肢者基本上能够生活自理，并从事一些简单的工作。

接近和握持物体是使用假手的前提。接近和握持物体的方法需要根据握持物体的几何形状和所使用机械的类型而定。张开假手后接近物体时，对于拇指和其余四指同时对掌运动的机械假手来说，有两种方法，即两边接近法和一边接近法。两边接近法是指假手接近物体时拇指和其余四指从物体的两边同时接近，如握取玻璃杯时就是这种接近法，是日常生活中经常采用的方法。一边接近法是指假手接近物体时，拇指和其余四指先接触物体的一边，然后另一组手指再接近物体的另一边，如在平面上捡起硬币就是这种接近法。随意张开式的机械假手握持物体的力量完全来源于假手内的弹簧，截肢者不能随意控制握力的大小。对于随意闭合式的假手，其握力可由截肢者控制。

此外，截肢者还需掌握以下使用假肢的要领：

1. 用具要适当　如吃饭时要使用叉子或汤匙，不能使用筷子。梳头时应当使用大一点的梳子。

2. 动作要适应假肢的结构特点　如转动收音机旋钮或打开水龙头时，由于假手指难以完全扭转动作，需利用健康手指的推拨辅助完成。从衣兜内取物时，最好用右手伸进左边的兜，或用左手伸进右边的兜，不能用手伸进同侧的衣兜内取物。

3. 要充分利用假手的被动装置　如拨电话号码时，要将假手（主手）的小指和无名指被动地处于完全屈曲位。举杯喝水或穿袜子时要使假手的腕关节被动地处于掌屈位。写字时要使假手被动地处于旋前约15°、掌屈约35°，小指与无名指被动地处于完全屈曲的状态。

4. 注意双手的配合动作　如打开牙膏时，用辅助手拿住牙膏的下部，用主手拨转牙膏盖。从衣兜里取工作证时，要先用一只假手托起兜底，使工作证露出一部分后再用另一只假手拿取。

5. 借助于辅助工具　如扣衣扣（特别是衣服上边的扣）时，使用专门制作的套钩；刺绣时要使用特殊绣花绷子。

六、使用上肢假肢的注意事项

（1）单侧利手截肢者要加强利手更换训练，尽量发挥辅助手的作用，扩大辅助手的适用范围。双上肢截肢后，应鼓励截肢者使用身体的其他部位进行协助，如

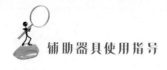

利用下颌部、膝部和牙齿等。

（2）截肢者所选用的用具可稍大一些，便于其握持（握持水杯等圆形物体时须注意假手最大握持物体的直径限制），也可做一些改进，以便截肢者使用，如加粗汤匙的匙柄等。

（3）双手进行有效的配合是装配假肢的最终目的，双手的配合训练截肢者需要循序渐进地进行。

（4）保持适当的体重。当体重增减超过3千克时，就会影响假肢接受腔的穿戴及功能的发挥。

（5）避免残端肿胀和脂肪沉淀。坚持使用弹力绷带，有利于减少残端的脂肪沉淀，因此，残端包扎终生相伴于截肢者。

（6）提高自我安全意识，必须在保证假手运用自如的前提下，抓取玻璃水杯、瓷碗等易碎品。

（7）使用安装电池的假肢时，须按照说明书正确充电及使用，最大可能地延长电池的使用寿命，减轻截肢者的经济负担。同时，截肢者还需要掌握机械线路安全监测方法，随时自检，以防短路、漏电等事件发生。

（杜春萍　徐　慧　吕秀梅）

第三节　下肢假肢使用指导

行走是人体下肢最基本的功能，下肢任何平面的截肢（足趾除外）均会给人的行走带来困难。下肢假肢的功能是尽可能恢复人的正常行走姿势。国际分类将下肢假肢根据从远到近分为足部假肢、小腿假肢、膝部假肢、大腿假肢、髋部假肢和半体假肢。

一、下肢假肢的特点及穿脱方法

下肢假肢由接受腔、连接件、功能件、装饰件连构成。在具有稳定站立及行走的基础上，兼具美观与舒适的特点，且易于制作，耐用，价格适宜。接受腔主要由外部较硬的腔体和内部较柔软的内衬套两部分构成。假肢接受腔分为五种类型，即插入式接受腔、全接触式接受腔、吸着式接受腔、硬接受腔与软接受腔。连接件固定残肢与假肢，可分为四棱锥式连接件、中心螺栓连接式连接件、平移连接件、缓冲器等。穿脱下肢假肢时须注意保护残肢体及通过连接件稳定固定残肢与假肢。穿脱后残肢无压痛、刺痛和神经痛。

穿脱假肢时，截肢者先取卧位或坐位，穿上衬套后将假肢放于与健肢相对称的位置，将残肢套入接受腔后用力蹬地，使二者紧密接触，再捆绑好皮带或腰带即可。双侧假肢时，先穿小腿再穿大腿，脱时则相反。

二、影响下肢假肢穿脱的因素

截下肢后出现的并发症如残肢干燥、肿胀、骨刺、伤口瘢痕愈合不好、伤口感染等并发症均影响截肢者的穿脱。对于儿童来说，须让截肢者学会充分利用残肢进行日常活动的锻炼，根据年龄和需求选择假肢的类型。此外，有血液循环障碍、基础疾病的截肢者常会出现触觉和本体感觉的丧失和退化，须加强日常护理。

软组织损伤、血管病变、反应性水肿、术后未能及时进行早期康复治疗与残肢肌肉的功能训练、假肢接受腔接触不良导致残肢与接受腔间存在间隙而造成的活塞现象，均可引起残肢血液循环障碍。

瘢痕不断收缩，可引起组织和器官的变形、挛缩和功能异常。感染、溃疡、滑囊炎、窦道、皮肤坏死等因素均可加重瘢痕和粘连。药物、硅凝胶贴、磨瘢治疗、放射、冷冻、激光、射频、石蜡、手术均有助于改善瘢痕。硅胶套、硅胶垫及弹性压力治疗均有助于抑制瘢痕生长。皮肤并发症还有过敏、皮炎、毛囊炎及溃疡。此外，骨刺、残肢痛、神经瘤、残肢血液循环不良等也需要及时观察和处理。

术后截肢者还可能出现半年以上的幻肢感或幻肢痛，即截肢者仍有被截肢部位存在感觉或痛觉的现象。幻肢感若无特殊不适，不用特殊治疗。幻肢痛可为刀割、针刺、烧灼、挤压样痛，持续数秒或数小时，可伴焦虑、抑郁、食欲下降和失眠等。幻肢痛病因和病理机制尚不清楚，可能与大脑皮质功能重组、体表触发区及心理因素有关，目前尚无有效治疗手段。

三、下肢截肢残端的肌力训练

肌力大小、残肢角度、残肢长度、运动范围、挛缩情况、负重能力、水肿情况、瘢痕及软组织情况均可决定假肢的功能发挥。肌力训练应该趁早开始，截肢者应尽量保持各关节的正常活动范围，还要注意锻炼髋关节的伸肌。

残端肌力训练包括残肢训练如股四头肌、髋伸肌肌力训练等。截肢者可用主动运动加抗阻运动，方法同关节活动度训练，但可加入沙袋、米袋等，健侧、残肢都需进行；每日3次，每次1~2小时，加阻力重量为5~10千克，一般需5~10天。此外，截肢者还要注意全身运动训练，包括上肢肌力、躯干腰腹背部肌力、减轻体重、提高心肺功能的有氧运动训练、平衡和协调能力的训练等。跳跃运动、跳绳有助于健

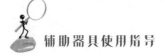

侧肢体肌力和心肺功能的增强。对于出现肌肉挛缩的截肢者，还可进行专业的康复训练指导如牵伸练习、连续被动运动、主动关节活动度训练等，然后根据截肢者自身情况持久合理地坚持主动锻炼。运动量应循序渐进，逐步增加负重，防止过度运动，必要时可在运动 30 分钟前给予止痛剂。

四、下肢截肢残端关节活动度的训练

假肢的功能在于代偿缺失部分的肢体功能。对于下肢截肢者来说，假肢须替代其支撑站立、行走、蹲、跑、跳等动作。上述动作需要肌肉、韧关节等功能协调一致，一侧腿能独立支撑站立和摆动，对线正确，必要时可辅助拐杖站立。大腿截肢的截肢者可进行的训练如下：

1. 主动运动法　截肢者取侧卧位，健肢在上，主动地做残肢屈、伸、内收、外展动作，逐渐增加屈髋屈膝的力量、幅度及次数，每次 5~10 分钟，每日 7~10 次。

2. 抗阻锻炼　方法同上，但需要截肢者用手适当地施加阻力，逐渐增加屈髋屈膝的力量、幅度及次数，每次 5~10 分钟，每日 7~10 次。

3. 直腿抬高训练　截肢者取仰卧位，伸膝抬高患肢至 90°，维持 5~10 秒后放松，反复多次锻炼，每次 5~10 分钟，每日 7~10 次（图 3-21）。

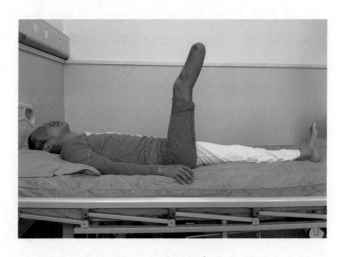

图 3-21　直腿抬高训练

4. 伸髋肌训练　截肢者取仰卧位，在残端下垫一软枕，残端下压软枕，做上下屈伸运动，维持 5~10 秒后放松，反复多次锻炼，每次 5~10 分钟，每日 7~10 次（图 3-22）。

5. 屈髋肌训练　截肢者取仰卧位，双手抱住健侧小腿保持屈髋屈膝的动作，残肢尽量屈髋维持 5~10 秒后放松，反复多次锻炼，每次 5~10 分钟，每日 7~10 次（图 3-23）。

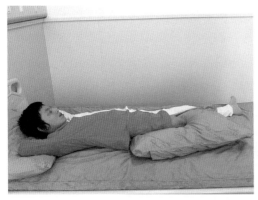

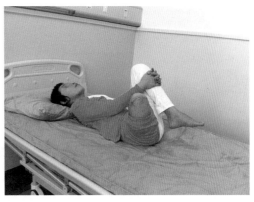

图 3-22　伸髋肌训练　　　　　　　　　　图 3-23　屈髋肌训练

6.**髋内收肌抗阻训练**　截肢者取仰卧位或俯卧位，双腿间夹一软枕，残肢尽量内收，将枕头压扁维持 5~10 秒后放松，反复多次锻炼，每次 5~10 分钟，每日 7~10 次（图 3-24）。

7.**髋外展肌训练**　截肢者取仰卧位或俯卧位，将残肢尽量外展并维持 5~10 秒后放松，反复多次锻炼，每次 5~10 分钟，每日 7~10 次（图 3-25）。

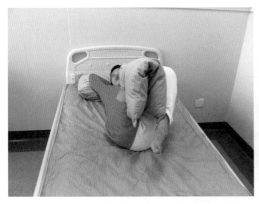

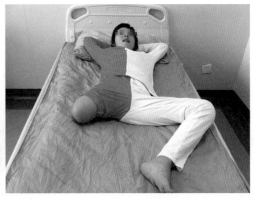

图 3-24　髋内收肌抗阻训练　　　　　　　图 3-25　髋外展肌训练

8.**伸髋伸膝训练**　截肢者取仰卧位，健肢膝关节伸直抬高离开床面，患肢下垫一小毛巾，残肢下压毛巾直至臀部离开床面并维持 5~10 秒，再缓慢放松，反复多次锻炼。截肢者取俯卧位，双手交叉于头下，患侧尽量伸髋、伸膝、抬高患肢并维持 5~10 秒，再缓慢放松，反复多次锻炼，每次 5~10 分钟，每日 6~8 次（图 3-26）。

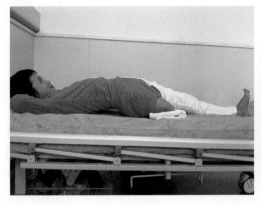
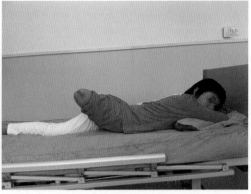

仰卧位　　　　　　　　　　　　　　俯卧位

图 3-26　伸髋伸膝训练

五、下肢穿戴假肢步行训练

安装好假肢后可尝试在双杠内练习蹲、站转换，迈步动作练习，越过障碍物，上下楼梯等，循序渐进。站立位平衡锻炼、平地功能锻炼、应用动作锻炼、陡坡功能锻炼、骑车功能锻炼、复杂地形功能锻炼也可逐渐加入日常训练当中，行走训练也应该循序渐进（图 3-27）。

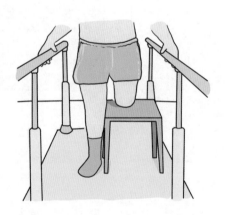

图 3-27　步行训练

（1）先从站立平衡开始练习，到双手离开双杠或拐杖后能稳定站立，即可进行单侧支撑训练。

（2）单侧支撑训练需要健侧与假肢交替进行，直至一侧假肢能稳定支撑为止。

（3）迈步动作训练：一侧下肢不动，另一侧脚跟用力蹬地，再伸向后方脚掌蹬地。双下肢反复交替至熟练。

（4）直线行走：双杠辅助下沿直线练习，使用姿势镜纠正。

（5）功能较好侧使用拐杖，假肢迈步时拐杖同时伸向前方，减轻假肢受力。

（6）步幅与节律：开始时速度要慢，步幅要小且间距相等。

六、使用下肢假肢的注意事项

（1）预防残肢肿胀应做到术后硬石膏绷带加压，控制由于不正确体位造成的关节屈曲挛缩畸形，并进行早期康复训练。

（2）弹性绷带在拆线后可促进静脉淋巴回流，防止或减轻水肿，不穿戴假肢时也应坚持使用。

（3）硅胶套具有很好的伸缩性和亲肤性，还可防止伤口感染，便于使用。射频、红外线等物理治疗也有益于改善血液循环、控制感染，从而减轻和消除肿胀。此外，小腿的残肢界面，即指残肢与接受腔之间的软内衬套，也应注意日常清洁护理。硬石膏绷带、弹性绷带、早期康复治疗、按摩改善血液微循环、物理治疗、手术治疗均有助于改善截肢者的症状。

（4）利用沙袋、大米、板凳进行负重训练有利于提高残肢的负重能力。

（5）假肢装配不适合也需要注意，这种情况多由于假肢接受腔、假肢悬吊功能不好而引起，会引起残肢局部压痛和神经痛。此外，提高医生的假肢制作水平、假肢新技术的应用均有益于减少残肢痛。

（6）截肢者幻肢痛多数在穿戴假肢后可自行消失，穿戴越早幻肢痛消失越快。弹性绷带包扎、物理治疗、针灸治疗、抗抑郁药物治疗、心理疏导同样可以减轻截肢者幻肢痛。有幻肢痛的残肢在护理时应减轻对残端的各种刺激，注意分散对残肢的过分关注。经常改变姿势，以及每日数次轻柔按摩、拍打，均有利于减轻幻肢痛。

（7）下肢截肢者容易出现的问题主要是身体支撑和平衡问题。截肢后应注意维持良好的姿势，减少由于主动肌肉和拮抗剂的不平衡导致的残肢关节畸形。硬绷带包扎、临时假肢、弹性绷带包扎等，均可改善截肢后畸形。

（杜春萍　徐　慧　吕秀梅）

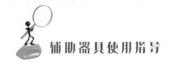

第四章 个人移动类辅助器具使用指导

第一节 个人移动类辅助器具基本概念

一、个人移动类辅助器具概述

个人移动类辅助器具是用以提高患者日常生活能力和社会参与能力的器具。患者通过使用某一类移动辅助器具达到移动、转移，以及替代或补偿患者失去的功能的目的，恢复和改善现有功能，最大限度地提高患者的生活自理能力，实现其社会参与价值。

除矫形器和假肢外，个人移动类辅助器具包括 12 项次类和 84 个支类。本章节主要介绍临床和居家康复患者常用的轮椅、拐杖和助行器。

全球大约有 10%（约 6.5 亿人）人身患残障，其中有 15% 需要使用个人移动类辅助器具。2007 年，我国第二次残疾人抽样调查结果显示：我国残疾人总数为 8296 万，占人口总数的 6.34%，其中仅有 23.3% 左右的残疾人得到康复服务；主动要求配置个人移动类辅助器具的残疾人占 38.56%，而实际配置个人移动类辅助器具的残疾人只占 7.31%；城镇残疾人个人移动类辅助器具配置率为 12%，农村残疾人个人移动类辅助器具配置率为 2%。这一部分人群需要个人移动类辅助器具代偿日常生活功能，对移动辅助器的需求量很大，因此，大力发展个人移动类辅助器具技术和产品，利用科技的力量减轻家庭护理的负担，将是我国很长一段时间内的发展趋势。

二、个人移动类辅助器具分类

根据《康复辅助器具分类和术语》（GB/T16432），个人移动类辅助器具包括单臂操作助行器、双臂操作助行器、助行器附件、替代机动车、自行车、手动轮椅、动力轮椅、升降人的辅助器具、定位辅助器具等。

（一）单臂操作助行器

单臂操作助行器可以辅助下肢行动能力受限的人站立行走，保持身体平衡。共分为以下 5 类：

1. **手杖** 适用于下肢功能轻度障碍者、步行不稳者、轻度偏瘫患者和老年人，包括直柄手杖、弯柄手杖、S形手杖、多脚手杖、折叠手杖、登山杖、照明杖。目前市场上销售的手杖可结合多种功能，例如，登山杖和老年人使用的手杖为了方便夜间出行，会配置照明灯头。直柄手杖用于登山较多；弯柄手杖的握柄采用人体工程学原理设计，对使用者的手关节、手掌舒适度进行充分考虑，胶套防滑效果好，日常徒步选用较多；多脚手杖的承受面积大，承受重量大，稳定性强，减震效果明显；折叠手杖伸缩方便；登山杖手柄顶部通常带有指南针，方便使用者在野外判断方向，手柄也有吸汗功能，通常配有泥托，可适用于不同地形的登山使用，登山杖能有效缓解腿部受力的强度，减轻膝盖的负担，也可以充分保护腰部和颈部，防止颈椎损伤（图4-1至图4-7）。

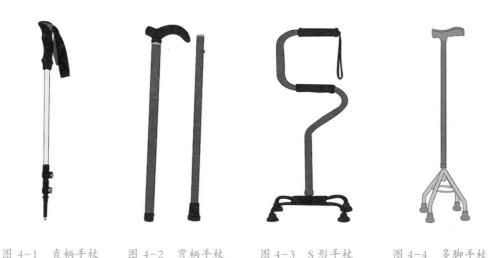

图 4-1 直柄手杖　　图 4-2 弯柄手杖　　图 4-3 S形手杖　　图 4-4 多脚手杖

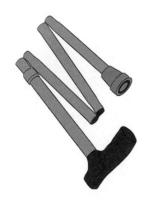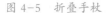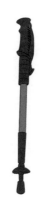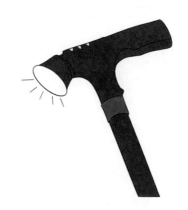

图 4-5 折叠手杖　　　　图 4-6 登山杖　　　　图 4-7 照明杖

2. **肘杖** 使用时由前臂和手共同支撑，可单侧或双侧使用，适合下肢功能中度障碍者。肘杖主要包括臂套式肘杖、多脚肘杖、固定式肘杖。此类手杖使用方便、

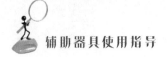
轻盈、携带方便，可避免腋下神经受损（图 4-8，图 4-9 ）。

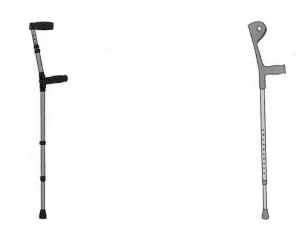

图 4-8　臂套式肘杖　　　　　　　图 4-9　固定式肘杖

3. **带座手杖**　常见带座三脚手杖。三脚手杖由手支撑，稳定性高，可单侧使用，适用于单脚掌不全、平衡能力欠佳的下肢功能障碍者，以及中老年人腿脚不便者。此外，还有四脚带座手杖，不仅可以帮助功能障碍者行走，还便于其休息，受到老年人群的青睐（图 4-10，图 4-11 ）。

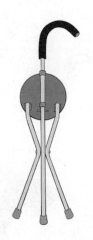
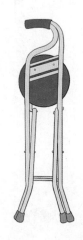

图 4-10　带座三脚手杖　　　　　　图 4-11　带座四脚手杖

4. **腋拐**　使用时由上臂、前臂和手共同支撑，稳定性较高，可单侧或双侧使用（图 4-12 ），适合下肢功能重度障碍者。腋拐包括多脚腋拐、肘支撑腋拐、单脚腋拐、前臂托板腋拐。

5. **前臂支撑拐**　使用者将前臂固定于臂托上方，利用前臂支撑体重，达到辅助行走的目的（图 4-13 ）。前臂支撑拐适用于风湿性关节炎患者和因手部无力无法使用手杖、肘杖和腋杖者；包括前臂托板多脚拐、前臂托板拐、前臂多脚拐。

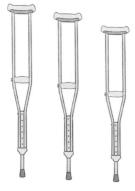

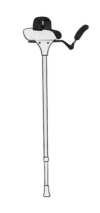

图 4-12   腋拐   图 4-13   前臂支撑拐

（二）双臂操作助行器

1. 轮式助行器   包括手扶式多功能助行器、手扶四轮助行器、手扶二轮助行器（图 4-14）、手扶三轮助行器。

2. 台式助行器   包括固定式助行器、四轮带购货框助行器、二轮带座助行器、可调式助行器、二轮带座折叠助行器（图 4-15）。

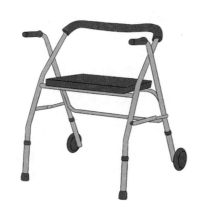

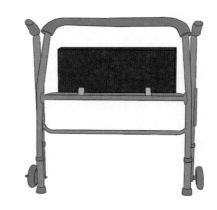

图 4-14   手扶二轮助行器   图 4-15   二轮带座折叠助行器

3. 框式助行器（图 4-16）   包括平台式助行架（图 4-17）、手撑座椅式助行架、可调式助行架。

4. 座式助行器   包括吊带式支撑座式助行器（图 4-18）、固定支撑座式助行器（图 4-19）。

轮式助行器老年患者选用居多，操作方便，不仅可以推动行走，还可以用于休息。台式助行器可用于肢体完全不能活动患者的站立训练，也可用于患者训练踮脚、踏步及缓慢挪步使用，还适用于迈步行走训练的患者，台式助行器可保持身体重心，保持平衡。框式助行器稳定性好，使用方便，可训练患者不同的步行方式。座式助行器适用于特殊患者如四肢截瘫、行动不便且体重较大的患者。

121

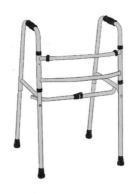

图 4-16　框式助行器

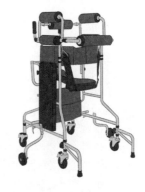

图 4-17　平台式助行器

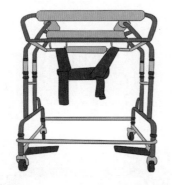

图 4-18　吊带式支撑座式助行器

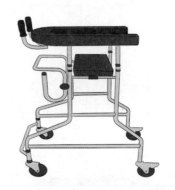

图 4-19　固定支撑座式助行器

（三）助行器附件

（1）助行器支具：如加防滑材料的支脚、支脚垫（图 4-20）、软性支脚等。

（2）助行器的轮胎和轮子：如小脚轮等（图 4-21）。

（3）轮式助行器和框式助行器调节高度的配件：如高度伸缩杆等（图 4-22）。

（4）握持助行器的器具：如手柄杆、可调把手、防滑把手（图 4-23）、调节装置等。

（5）助行器的灯和安全信号装置：如反光镜、照明灯、安全信号装置等。

（6）固定或携带物品的助行器配件：如支撑吊带、伞固定架、拐杖固定架、储物框、挂钩、前臂托板等。

（7）助行器座椅：如吊兜类座椅、硬质座椅、可折叠座椅等。

（8）帮助操纵助行器的配件：如过门槛和路沿的装置、连续制动器、助推杆、防翻转轮等。

（9）助行器不使用时的固定器具：如助行器停放制动装置等。

（10）支撑身体特定部位的助行器配件：如背托、安全带（图 4-24）、头托、腋托等。

（11）防止擦伤或皮肤损伤的垫子、衬垫和其他助行器配件：如助行架垫、座椅垫（图 4-25）、拐杖垫等。

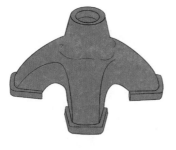

图 4-20　支脚垫

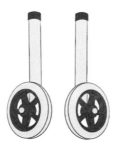

图 4-21　小脚轮

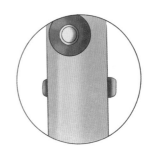

图 4-22　高度伸缩杆

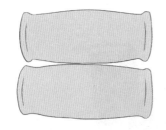

图 4-23　防滑把手

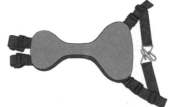

图 4-24　安全带

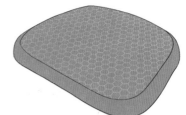

图 4-25　座椅垫

（四）替代机动机车

（1）站驾式机动车

（2）爬楼梯装置：如轮椅运载工具、爬楼梯座椅。

（五）自行车

1. 手摇三轮车（图 4-26）　如推拉式三轮车、前驱动手摇三轮车、后驱动手摇三轮车、平遥式手摇三轮车。

2. 脚踏三轮车和脚踏四轮车　如单人或双人脚踏三轮车（图 4-27），单人脚踏四轮车等。

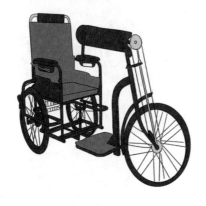

图 4-26　手摇三轮车

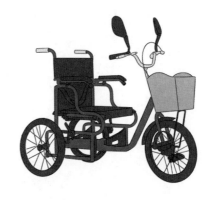

图 4-27　单人脚踏三轮车

（六）手动轮椅

1. 电力辅助手动轮椅

2. 脚驱动轮椅

3. 护理者操纵的轮椅　如站立式轮椅、可躺式轮椅、高靠背带座便轮椅、助推式轮椅、带餐桌轮椅。

4. 双手驱动轮椅　如前轮驱动轮椅、后轮驱动轮椅、洗浴轮椅、篮球轮椅、站立式轮椅、雪地轮椅、沙滩轮椅、泳池轮椅、多功能手动轮椅、定制轮椅、乒乓球轮椅、竞速轮椅等（图4-28至图4-31）。

5. 摆杆驱动轮椅　如杠杆型驱动轮椅、双手摆杆驱动轮椅。

6. 单手驱动轮椅　如单手摆杆驱动轮椅、单手轮驱动轮椅。

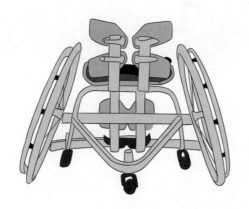
图4-28　篮球轮椅

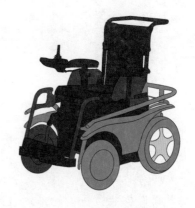
图4-29　雪地轮椅

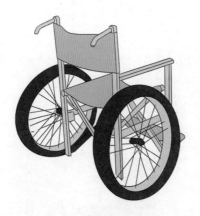
图4-30　沙滩轮椅

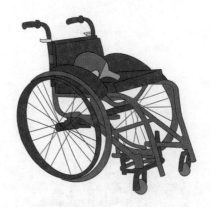
图4-31　乒乓球轮椅

（七）动力轮椅

1. 电动轮椅(图4-32)　如道路型电动轮椅、室外型电动轮椅、室内型电动轮椅。

2. 爬楼梯轮椅　如履带式爬楼梯轮椅（图4-33）、行星轮式爬楼梯轮椅。

3.机动轮椅　如三轮机动轮椅（图4-34）、四轮机动轮椅（图4-35）。

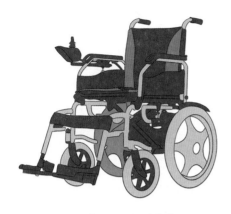

图4-32 电动轮椅

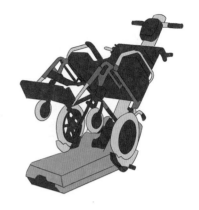

图4-33　履带式爬楼梯轮椅

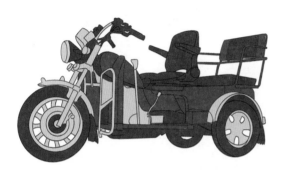

图4-34　三轮机动轮椅

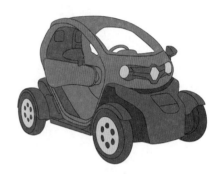

图4-35　四轮机动轮椅

（八）升降辅助器具

1.带硬座的移位机　如硬座式移位机（图4-36）。

2.带吊兜的移位机（图4-37）　如带导轨装置的吊兜式移位机、地面吊兜式移位机。

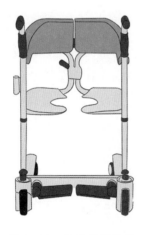

图4-36　硬座式移位机

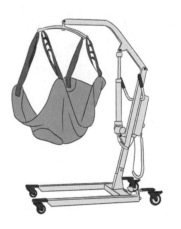

图4-37　带吊兜的移位机

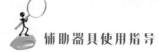

3.固定、安置在另一个产品上的固定移位机 如水疗提升装置、浴缸移位机。

4.移位机的身体支撑部分 如吊兜、吊索。

5.固定自立式移位机 如垂直平台。

6.安装在墙上、地板或天花板上的固定移位机 如顶置式移位机。

（九）定位辅助器具

1.电子定位辅助器 如电子导盲器。

2.盲杖 主要指用于视觉障碍者导向或识别周围环境的器具。盲杖包括折叠盲杖（图4-38，图4-39）、盲（白色）杖、盲聋（红白色）杖、铝合金盲杖。盲杖使用时舒适轻盈，可伸缩，携带方便，设有报警声及警示闪光灯，可提醒路人或急救的作用。

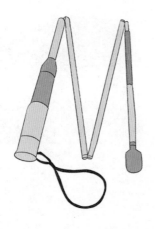

图4-38 铝合金折叠盲杖

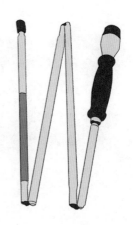

图4-39 声光折叠盲杖

三、常见个人移动类辅助器具的作用

常见的辅助器具以轮椅、拐杖、助行器较多，个人移动类辅助器具的发明在老年人、残疾患者及需要康复患者中发挥了重大作用，是患者回归家庭、重返社会、实现个人价值的重要手段。根据个人移动类辅助器具的不同种类，以及实现个人价值和社会参与价值的不同，个人移动类辅助器具作用表现在以下五点：①代偿或补偿残存功能。②恢复或改善残存肢体的功能。③提高患肢肌力，提高日常生活自理能力。④提高患者的社会参与能力，回归社会生活。⑤提高患者的活动能力，降低并发症的发生。

（李思敏 王 娇）

第二节　轮椅使用指导

一、轮椅概述

（一）轮椅的定义

轮椅是常用的个人移动类辅助器具，是肢体运动功能障碍者或残疾患者的代步工具。轮椅是一种带有移动轮子且可以坐的椅子，既可以作为一种临时的代步工具，也可以作为一种永久性的代步工具，用以代偿患者的肢体功能，提高患者的日常生活能力及社会参与能力，也是患者回归社会、体现个人价值的理想工具。

轮椅适用于较多的疾病患者，如老年患者，骨折术后不能负重的患者，截肢、截瘫、偏瘫、疼痛等各种因素造成行走功能下降或丧失的患者，以及独立行走存在危险的患者。正确认识和选择合适的轮椅能够有效地提高患者的转移能力，增加残存肢体的功能，提高患者生活的积极性，实现个人价值。

（二）轮椅分类

轮椅的分类方式种类繁多，可根据不同形式进行分类。

1. 按材质分类　分为铝合金轮椅、木质轮椅、塑胶类轮椅、钢制类轮椅。

2. 按驱动方式分类　分为手动轮椅和电动轮椅。

3. 按对象分类　分为儿童轮椅、婴幼儿轮椅、老年轮椅。

4. 按构造分类　分为固定式轮椅、折叠式轮椅。

5. 按用途分类　分为普通型轮椅、偏瘫用轮椅、下肢截瘫用轮椅、坐厕轮椅、运动轮椅。

二、常见轮椅类型

1. 普通手动四轮轮椅　大车轮轮胎直径 51~56 厘米，小车轮轮胎直径 12~20 厘米。普通手动四轮轮椅可以由使用者直接操作或由照顾者推动，适用于体弱病残者（图 4-40）。

2. 多功能手动轮椅　外观与普通手动四轮轮椅相似，但扶手高度可调节、可翻转、可拆卸，靠背的高度可根据使用者的情况调节高度，角度可调节，脚踏板可以移动、拆卸、翻转。多功能手动轮椅适用于双下肢失去运动功能及高位截瘫的患者（图 4-41）。

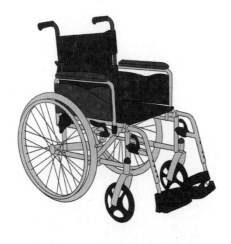

图 4-40　普通手动四轮轮椅

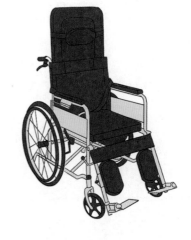

图 4-41　多功能手动轮椅

3.**单手驱动轮椅**　使用健侧手推杆或是驱动手圈行驶，操作者可使用单侧健侧上肢操控轮椅。单手驱动轮椅适用于偏瘫患者（图 4-42）。

4.**坐厕轮椅**　座椅上有个圆形开口，可将患者直接推至便池或马桶上进行大小便。座椅圆形开口下面也可以直接放置便盆，便盆可拆取，方便清洗。坐厕轮椅适用于大小便失禁、行动不便、老年病残的患者（图 4-43）。

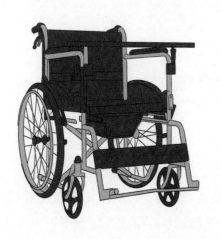
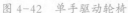

图 4-42　单手驱动轮椅

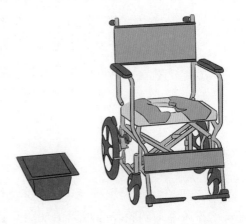

图 4-43　坐厕轮椅

5.**洗浴轮椅**　具有较强的透水性和防水性，采用耐锈蚀材料制作而成，在使用过程的防滑性能较好。洗浴轮椅适用于双上肢功能较好或老弱病残患者淋浴时使用（图 4-44）。

6.**电动轮椅**　操作动力来源于蓄电池。使用者可通过电子控制驱动系统操控轮椅，使用方法简单易懂。电动轮椅适用于下肢运动功能障碍、上肢运动功能较好的患者（图 4-45）。

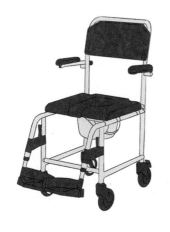

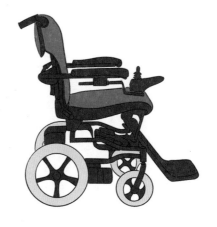

图 4-44　洗浴轮椅　　　　　　　　　　图 4-45　电动轮椅

7. 其他轮椅　躺式轮椅（适用于高位截瘫患者）、运动轮椅（适用于下肢残疾运动员）、助站轮椅（适用于脊髓损伤高位截瘫患者）（图 4-46 至图 4-48）。

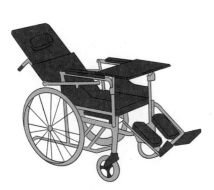

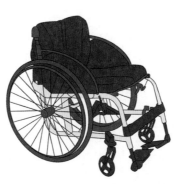

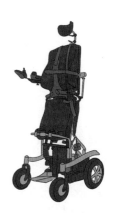

图 4-46　躺式轮椅　　　　　　图 4-47　运动轮椅　　　图 4-48　助站轮椅

三、轮椅的基本结构

普通型轮椅在日常生活中使用最多，操作方便，是其他类型轮椅的基础模型。普通型轮椅又称标准型轮椅，主要由以下三个系统组成：

1. 基础支撑系统　车架、车轮、椅座、靠背。

2. 导向驱动系统　蓄电池、变速装置等。

3. 制动系统　主要由握把、靠背、扶手、刹车装置、椅座、侧板、大车轮、小车轮、脚踏板、坐垫、脚托、手轮圈、轮椅桌等构成（图 4-49）。

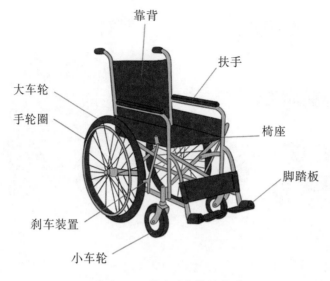

靠背

扶手

大车轮

手轮圈

椅座

脚踏板

刹车装置

小车轮

图 4-49　普通型轮椅结构图

四、普通型轮椅主要部件

1. 椅座　具有提供支撑身体和姿势支撑的功能。普通轮椅椅座通常情况下有悬吊椅座和实心椅座两种。悬吊椅座是由软性材料制作，椅座的直接承受面积是臀部，如果长期受压，容易造成椅座变形，减压效果降低。实心椅座通常使用金属板、木材等较硬的材料制作而成，所以没有减压效果。在选择轮椅时可根据使用者的具体情况选择适合的椅座，也可以加用减压坐垫，避免造成臀部皮肤压疮。

2. 扶手　按扶手功能可分为固定式扶手和可拆卸式扶手；按长度分为长扶手和短扶手。①固定式扶手：将扶手的组成部件固定于轮椅上。②可拆卸式扶手：根据使用需求，可将扶手进行拆卸、变换、组装等以方便移动与转移。③长短扶手：可根据使用者的使用目的，改变组装方式以达到使用目的。如反向安装短扶手，使用者站立时可用作支撑。

3. 脚托与脚踏板　脚托可分为横跨式与两侧分开式两种，这两种脚托又分别可分为可调节式与不可调节式。在使用过程中应注意脚托的位置高度，若脚托位置过低，使用者坐位时可造成大腿后侧明显压迫，若脚托位置过高，使用者坐位时会造成屈膝屈髋角度过大，重力会压在坐骨位置，易造成压疮。脚踏板通常可以向上翻起或向外分开，不同的使用方式取决于使用者的使用目的。脚踏板向上翻起便于使用者将足部置于地面，脚踏板向外分开便于使用者靠近床、桌、凳子、坐便器等。

4. 靠背　按靠背的材质可分为软垫式靠背和硬板式靠背；按靠背的功能可分为高靠背、矮靠背、能倾斜式靠背、不能倾斜式靠背。靠背可用于支撑身体背部的力量。通常情况下，只有椅座和靠背的角度为 80°~100°，使用者在坐位时才能保证脊柱的正常生理曲度，提高自身的舒适度。

5. 大车轮　大车轮又称后轮，是轮椅的主要承重部件，可通过转动达到转移目的。轮胎通常有实心轮胎、有内胎型充气轮胎、无内胎型充气轮胎。居家康复患者使用较多的为充气型轮胎，舒适性较好。轮胎的直径为 51~56 厘米。

6. 小车轮　小车轮又称为前轮，是操作者的方向盘。小车轮直径 12~20 厘米，不同大小的小车轮直径将会决定轮椅的灵活性。

7. 手轮圈　可用于操作者直接使用。手轮圈的直径小于大车轮约 5 厘米，操作者可根据实际情况进行相应的改动，如增加推动把手。

8. 刹车装置　常见刹车装置有肘节式、口式、铰链式三种。肘节式刹车力较强，但失效性较快；口式刹车安全性能较好，但比较费力；铰链式刹车力量传递性和灵活性较强，适用于运动型轮椅。刹车是保证使用者安全的重要装置，在使用前应仔细检查其安全性能，保证使用者的外出安全。

五、常见轮椅附件

1. 坐垫　置于座椅表面的垫子。坐垫的主要作用是减少受力面积与椅座之间的压力、摩擦力，避免压疮的产生。在选择坐垫时，应选择散热性能较好、舒适度较强、分散压力性能较好的坐垫，以增加使用者的舒适性。坐垫因材质不同，如泡沫型、海绵型、凝胶型、乳胶型、充气型、羊毛绒型等，可根据使用者的不同需求选择适合的轮椅坐垫。

2. 安全带　也称绑带，用于对患侧肢体或躯干的固定保护，可手动调节其长短和松紧度。

3. 防翻轮　一般置于底座支架后下方两侧或中间。当使用者单独使用轮椅，且重心超过稳定极限时，容易造成后倾斜，此时防翻轮会先着地，可以防止人车后翻。

4. 其他　如轮椅手套、制动手柄、长杆、轮椅桌、拐杖存放器等。

六、选择适合自己的轮椅

轮椅的种类繁多，用途也较广泛，使用者应根据需求选择适合自己的轮椅。使用轮椅的主要目的是尽可能满足使用者的需求，提高使用者残存肢体的能力与日常生活能力，最大限度地实现个人社会价值，减轻家庭与社会负担。所以，使用者应掌握轮椅选择的基本原则。

（一）学会自我评估

1. 正确评估自身状况　了解自身的年龄、体重、身高、四肢活动能力。如不能操作轮椅的老年患者可选择护理型轮椅，偏瘫患者可选择单手驱动轮椅，脊髓损伤患者可选择多功能手动轮椅，年轻骨折患者可选择普通型轮椅。正确评估双上肢的肌力与耐力（较好的肌力能减少使用轮椅所消耗的能量），确定自身是否具有操控轮椅的能力，例如，双下肢感觉、运动功能障碍者长时间坐位会造成皮肤软组织长时间压迫，造成压疮发生，在选择轮椅时可选择椅座减压效果较好、舒适度较强的轮椅；若使用者有高低肩、长短腿、脊柱侧弯等情况，需要通过坐姿的矫正或特定的制作来满足需求。

2. 正确评估自身生活环境与工作需要　在选择轮椅前应掌握居家环境，如是否有电梯、门槛，地板是否防滑，洗澡是淋浴还是盆浴，坐便是蹲式还是坐式；了解生活环境所需，如农村路况较差，可以选择充气式轮胎和直径较大的脚轮，城市路面可选择实心轮胎和直径较小的脚轮；了解使用者是否有工作需求，如篮球运动员、竞技类运动员；评估家庭经济状况也很重要，使用者应适配一款适合自己且能负担的轮椅。

（二）轮椅尺寸测量

1. 椅座高度　使用者取端坐位，屈膝 90° 时臀部到地面的距离，一般为 40~45 厘米。若椅座太高，不能入桌旁，椅子太低，会增大骶尾部受压，形成压疮。

2. 椅座宽度　指轮椅扶手挡板之间的距离，通常为 41~43 厘米。入座轮椅时应留取适宜的空隙，即臀部两侧与挡板之间应留 3~5 厘米的空隙。如果椅座太宽，不易坐稳，操控不灵活，通过出入口时也不方便；如果椅座太窄，大腿外侧与臀部的软组织会长时间受压，形成压疮，同时上下轮椅、转移轮椅时不方便，舒适度会大大降低。

3. 椅座深度　指椅座前缘到椅背的距离。端坐位时，屈膝，臀部向后坐将座椅坐满，背靠椅背，腘窝皱襞处应与座椅前缘间隙约四横指的距离，即 6~6.5 厘米。若椅座太短，会造成坐骨处过度受压，形成压疮；若椅座太长，腘窝处会长时间受压，而影响下肢血液循环。

4. 扶手高度　指患者取端坐位，肘关节屈曲 90° 时椅座到肘部的垂直距离。通常取坐位时测量，应在已测量的距离上增加 2~3 厘米。

5. 靠背高度　低靠背高度是指腋窝到座椅面的距离减去 10 厘米，高靠背高度是指座椅面到肩部或枕部的距离。

6. 脚托高度　指地面到脚托的距离。通常情况下脚托与地面的距离不宜少于 5 厘米。

7. 轮椅高度　指地面到靠背上缘的垂直距离，通常为 91~93 厘米。

（三）掌握轮椅的性能

1. 安全性能　轮椅的制动系统和稳定性是轮椅的安全保障，所以在选择轮椅时应了解轮椅的平衡性能、刹车性能、最大速度、抗撞击的能力、轮胎的防震能力、耐磨情况。如果是电动轮椅，还需要了解电池的续航能力。

2.舒适度　根据使用者的一般情况、用途、目的，选择材质、外观适合的轮椅，以使用者的体验为主。

（四）了解轮椅的售后服务

轮椅的使用需要长期保养与维护，优质的售后服务能保证轮椅的正常使用。定期检查维修能保证使用轮椅的安全性，防止意外发生。正确使用轮椅不仅能减轻使用者的体力消耗，也能使残存肢体功能最大化发挥。

七、轮椅正确使用方法

（一）轮椅使用的目的

（1）帮助不能行走或行走困难的患者转移、外出活动等。

（2）提高患者的日常生活能力，提高残存肢体的活动能力。

（3）有利于提高双上肢的肌力、耐力。

（4）有利于改善患者的心肺功能，促进机体的恢复。

（5）通过轮椅的使用与训练，提高患者的转移能力，避免长期卧床而形成压疮。

（6）有利于患者坐位平衡的训练，有利于食物的消化与吸收，避免胃潴留的发生。

（7）减轻照顾者的体力消耗与负担。

（8）有利于恢复大小便的正常排泄形式。

（9）可增加患者与他人的沟通与交流，提高患者心理适应能力。

（10）预防长期卧床造成的相关并发症，如静脉血栓、尿路感染、肺部感染、骨质疏松等。

（二）轮椅使用的适应证

（1）双下肢运动功能障碍不能行走或行走困难，但坐位平衡者。

（2）行动不便的老年人或老弱病残者。

（3）步行功能丧失者，截瘫患者、截肢患者、严重的下肢骨关节炎症疾病患者等。

（4）独立行走有危险者，患有中枢神经疾病，如帕金森病、痴呆、脑损伤、脑瘫的患者。

（三）轮椅使用的禁忌证

（1）臀部有严重压疮未愈者。

（2）臀部或骨盆有严重骨折未愈者。

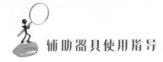

（3）认知障碍、缺乏足够判断力和运动功能障碍的患者。

（四）轮椅使用的方法

1. 使用前合理评估

（1）使用前检查轮椅外观是否完整。

（2）使用前检查轮胎完整性，有无漏气、爆胎等。

（3）检查刹车是否处于备用状态。

（4）检查螺丝是否有松动，安全带是否处于备用状态。

（5）选择干净、整洁、明亮、宽敞的环境进行轮椅训练，以便轮椅通行，保证使用者安全。

2. 轮椅使用的正确方法（图4-50）

（1）使用前检查评估轮椅。

（2）使用者面对轮椅，将轮椅稍微向外打开。

（3）将双手平放于座位两侧，掌心向下。

（4）身体向前微倾，向下按压。

（5）轮椅向外打开。

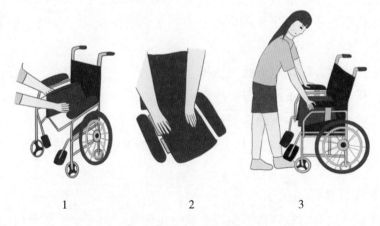

1   2   3

图4-50　正确打开轮椅

3. 平地驱动法

（1）前进：①身体稳坐于轮椅上，身体重心向后，手肘微屈，双手握住手推轮后方，双眼平视前方，双足放于脚踏板上；②身体前倾，双手同时发力向前推动轮椅并伸直肘关节，肘关节伸直时，放开手轮圈，重复此动作完成轮椅前进（图4-51）。

（2）后退：双臂绕过椅背，伸肘用双手握住手轮圈，身体重心向后，双肩下沉，双臂发力，转动手轮圈向后，重复此动作完成轮椅后退（图4-52）。

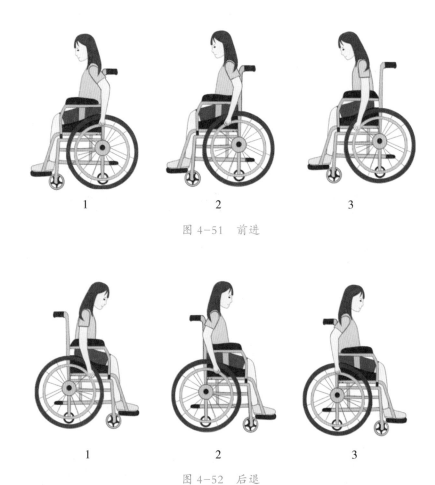

图 4-51 前进

图 4-52 后退

（3）转弯：①患者取座位，双足自然垂放于脚踏板上，双手置于手轮圈上，右边的手轮圈向前推动，左边的手轮圈向后推动，即转向左；②患者取坐位，双足自然垂放于脚踏板上，双手置于手轮圈上，左边的手轮圈向前推动，右边的手轮圈向后推动，即转向右（图 4-53）。

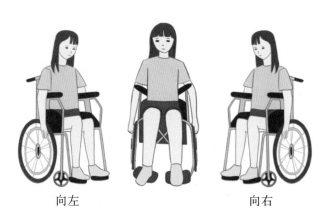

向左　　　　　　　　　　向右

图 4-53 转弯

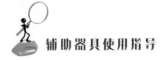

4. 推送患者上下阶梯法

（1）上阶梯法：将患者推送至阶梯前，稍用力将轮椅抬起，使前轮离开地面；②轻放轮椅使前轮着地，将轮椅向前推送（图 4-54）。

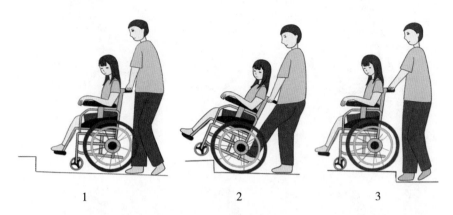

1   2   3

图 4-54 上阶梯法

（2）下阶梯法：将患者推送至阶梯边缘，稍用力向下，将轮椅抬起，使前轮离开地面；②轻放轮椅使前轮着地，将轮椅向后推送（图 4-55）。

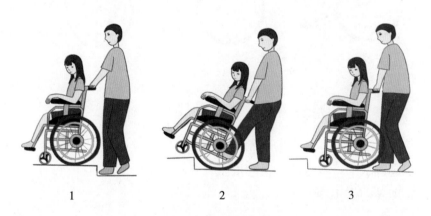

1   2   3

图 4-55 下阶梯法

6. 特殊患者的转移方法

（1）截瘫患者的床→椅转移：①推动轮椅至床旁，刹住刹车，轮椅与床沿成90°角，使用双上肢的力量用手将左下肢放于床上，再将右下肢放于床上，松开刹车，推动轮椅，将轮椅紧贴床沿；②刹住刹车，双手置于轮椅扶手上，用力将身体向上支撑离开座椅，尽量使双腿与床沿成90°角，同时向前移动到床上；③挪动身体至舒适体位（图4-56）。

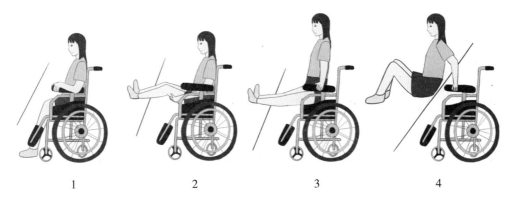

1　　　　　　2　　　　　　3　　　　　　4

图 4-56　截瘫患者的床→椅转移法

（2）截瘫患者的椅→床转移：①将轮椅紧靠床沿，与床沿成90°角，刹住刹车，挪动身体到床沿；②双手放于身后置于轮椅扶手上，稳定身体重心，双上肢发力，支撑起身体向上，抬离椅子，同时向后移到椅子中央，缓慢放下臀部；③双手协助双腿离开床沿，放于脚踏板内侧，调整至舒适体位（图 4-57）。

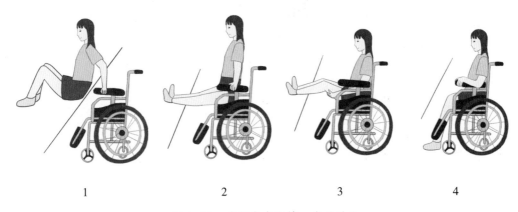

1　　　　　　2　　　　　　3　　　　　　4

图 4-57　截瘫患者的椅→床转移法

（3）偏瘫患者的床→椅转移：①患者坐于床边，患侧手置于胸前，健侧手支撑床面，双腿自然下垂，稳定好身体重心；②轮椅与床成45°角，刹住刹车；③将健侧手放于对侧轮椅扶手上，稳定好身体重心，以健侧腿为轴旋转身体坐于轮椅上，调整身体至舒适体位（图 4-58）。

（4）偏瘫患者的椅→床转移：①推送轮椅到床沿，且与床沿成45°角，放下双腿，稳定好身体，将重心放于健侧身体上，健侧手放于对侧轮椅扶手上，以健侧腿为轴旋转身体坐于床沿，调整身体至舒适体位（图 4-59）。

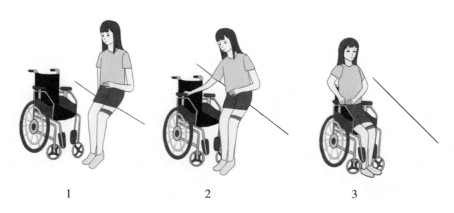

1　　　　　　　　2　　　　　　　　3

图 4-58　偏瘫患者的床→椅转移法

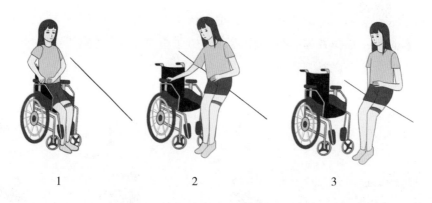

1　　　　　　　　2　　　　　　　　3

图 4-59　偏瘫患者的椅→床转移法

八、轮椅的使用注意事项

（一）推送者使用注意事项

他人推送时，使用前应检查轮椅的安全性能，确保患者的坐姿是否正确，检查安全绑带，协助患者将双上肢平行放于两侧扶手上，双足放于脚踏板上。对于不能维持坐位平衡的患者，应使用腰带将其固定。转移患者前应刹住手刹，在推行过程中应保持速度缓慢，尤其在下坡路中应缓慢推送，以防速度过快造成患者侧翻。注意观察周围的安全性，避免造成其他意外发生。路面宜选择宽敞、平整、明亮、整洁的行驶路线，尽量避免凹凸、地面湿滑等不易通过的路面。

（二）操作者使用注意事项

（1）双上肢肌力较好、神志清楚能独立操控轮椅的患者在使用轮椅前要确保轮椅的刹车良好，以防在转移过程中发生意外。使用者坐位时保持头、颈、胸、腰与座椅成 90°角。后背自然放松，身体微向后倾斜，靠于椅背上，双眼平视前方，双上肢平行放于两侧扶手上，双腿屈曲，双足自然放于两侧脚踏板上。必要时固定腰带，自身准备好后方可松开手刹，准备行驶。推送者在行驶下坡路线前，应嘱咐患者身体保持平衡向后倾倒，双手向下压，切勿向前倾倒。推送者在推送过程中双手施力应均衡，保持轮椅平衡前行，嘱咐患者保持坐位平衡，身体重心稍靠后，切勿来回颠簸，避免造成意外发生。推送者在使用过程中应注意观察患者，若患者有头昏等不适症状，应停止行驶；注意观察患者双下肢有无浮肿、疼痛等不适，若出现双下肢肿胀，可抬起脚踏板或垫小枕头，促进下肢血液循环。

（2）患者在使用过程中应注意双眼平视前方，不能将所有注意力放于脚下或轮椅上，保持坐位平衡。在行驶过程中注意观察周围环境，不可嬉戏玩耍，不可加速前进或急速转弯，易造成轮椅侧翻。长时间使用轮椅者应做减压训练或穿戴减压工具，如减压气垫、减压垫等；30~60分钟应抬臀一次，保持3~5秒，减压时间15~20分钟。长时间操控轮椅的患者应穿戴五指手套，避免手轮圈对手指皮肤的摩擦。患者在使用折叠轮椅或在地面不平整的地方推行时，应将轮椅的前轮抬起，用脚踩倾倒杆，同时双手向下压手推把，防止倾倒杆折断，造成意外发生。

（3）特殊人群乘坐轮椅时应有人保护，如高位截瘫患者、脑瘫儿等。

（4）保持轮椅的清洁，不使用轮椅时应将车刹打开，将轮椅置于阴凉位置。勿日晒雨淋，造成轮椅的变形。

（5）应定期检查和保养轮椅，使轮椅处于正常状态。

九、轮椅的日常保养与故障处理

（一）轮椅的日常保养

1.定期检查轮椅螺丝的固定情况　长时间使用轮椅后，会造成轮椅螺丝松动。为了确保轮椅使用的安全性，可定期检查与加固，如使用扳手拧紧松动的螺丝。

2.定期清理、更换轴承　轴承是轮椅使用的重要零件，如果轴承生锈或损坏，推动轮椅会很费力，所以应定期给轴承加机油或润滑油，使磨合润滑，延长轮椅寿命。轴承的使用期限通常为半年。

3.定期检查轮胎　轮胎是磨损较大的部件，磨损程度与路面平整程度有关。凹凸坑洼路面对轮胎的磨损较大，使用寿命也会大大降低；轮胎充气过足或者充气不足均会造成轮胎的磨损。正常胎压有利于轮胎寿命的延长，降低使用者的体力消耗。正常胎压为手指按压轮椅，轮胎下陷约5毫米为宜。实心轮胎需评估轮胎磨损情况后及时更换。

4.定期检查金属部件　轮椅在使用过程中会造成金属部件的磨损、断裂，若不及时维修、更换，可能会造成使用者的二次损伤。因此，使用者应定期检查金属表面是否生锈腐蚀，如果有类似情况发生，应及时使用润滑油或保护喷剂，使用去

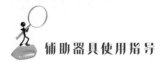
锈专用的清洗剂和工具。

5.定期清洗和检查装饰面料　定期清洗坐垫、靠背，保持其清洁、干燥。检查坐垫的减压能力、舒适性、透气性。在清洗坐垫时，应将其中的海绵垫与坐垫套分开清洗。晾晒时注意请勿暴晒。

6.轮胎刹车的检查　使用轮椅应随时检查刹车的灵活性，以保证出行安全。出行前检查刹车，停车即刹。

7.轮椅的日常清洁与存放　长期使用的轮椅应保持轮椅的清洁干燥，淋雨后应及时擦干，以免造成金属部件生锈，必要时可以使用防锈蜡。轮椅勿在阳光下直晒、曝晒，勿长期重力受压。轮椅应存放于阴凉、通风的位置。

（二）轮椅的常见故障处理

1.轮胎漏气　给轮胎充气，建议根据轮胎的表面压力进行充气，可用手按压轮胎表面，下陷5毫米为宜。

2.锈蚀　金属表面出现锈蚀，主要是因为长期未清洁、保养，轮椅受潮后或轮椅长期处于潮湿环境中造成的。当发现轮椅有锈蚀时，可使用专用除锈剂。

3.轮椅不能走直线　其可能原因是：轮胎磨损严重、轮子松脱；轮子变形；漏气或轮胎压力不足、轮胎穿孔；轮子轴承损坏或锈蚀，轴承润滑油不足。

4.轮子松脱　轮椅行驶左右摆动的可能原因是螺丝松动，可用螺丝刀拧紧螺丝再缓慢行驶。

5.部件松脱　如交叉支架、侧挡板、扶手、座位、靠垫背、脚踏板等松脱。

6.刹车调校不当　用刹掣将轮椅泊定，在平地上试行推动轮椅，留意后轮是否有移动。刹掣运作正常时，后轮不会转动。

（李思敏　王　娇）

第三节　杖类助行器使用指导

一、助行器概述

（一）助行器定义

助行器是指辅助人体支撑体重、帮助下肢肢体功能障碍患者减轻下肢负荷、增强肌力、保持身体平衡、辅助人体站立、行走的辅助工具或设备，也称步行辅助器。助行器的稳定性与身体重心、支撑地面支点面积有关。助行器的选择种类较多，不同类型的助行器适用范围与人群不同，主要适用于老年人、偏瘫患者、截瘫患者、下肢骨折患者、下肢周围神经损伤患者、骨关节炎并导致疼痛者及其他原因造成的行走困难者。临床使用较多的助行器是杖类助行器和助行架。

（二）助行器分类

1. 根据操作方式分类　分为单臂操作助行器和双臂操作助行器。

2. 根据助行器力源分类　分为无动力式助行器、动力式助行器和功能性电刺激助行器。无动力式助行器是最常见的助行器，使用简单、方便，是居家患者的首选辅助器具。无动力式助行器又可分为杖类助行器和助行架两大类。

二、常见杖类助行器分类

（一）手杖

手杖适用于上肢臂力、支撑力较好的单侧下肢运动功能障碍患者，如老年患者、偏瘫患者。

（二）单足手杖

单足手杖主要由手把、杖身、脚垫三部分构成。单足手杖结构简单，使用方便灵活，但由于其与地面的接触面积较小，提供支撑平衡的稳定性较差，所以，单足手杖适用于上臂力量较好的患者，对上肢支撑力较弱、平衡功能较差患者不适用（图4-60）。

（三）多足手杖

多足手杖包括三足手杖、四足手杖，主要由把手、杖身、坐垫、拐垫等组成。多足手杖与地面的接触面积较大，提供支撑面的稳定性较好。三足手杖适用于平衡能力稍欠佳、使用单足手杖不安全患者；四足手杖适用于平衡功能欠佳、使用三足手杖不安全患者（见图4-4，图4-10）。

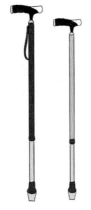

图4-60　单足手杖

（四）前臂支撑拐

前臂支撑拐又称平台杖，可将前臂固定于平台前臂托上，前臂托上有手把，用手把控方向，前臂负重。前臂支撑拐主要由固定带、前臂平台托、把手、调节杆、橡皮拐头构成。其主要适用于手有严重外伤者、手变形无法使用手杖支撑行走者、手部有严重类风湿关节炎患者、腕部有严重变形或不能受力者（见图4-13）。

（五）腋杖

腋杖可分为固定式和可调节式两类，按材质也可分为木质型、铝合金型、不锈钢型等。腋杖是临床使用较多的杖类拐杖之一，可用于单侧肢体，也可用于双侧肢体。体重小于70千克的患者建议使用铝合金型腋杖，体重大于70千克的患者建议

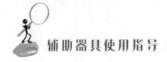

使用不锈钢型腋杖。腋杖的结构主要由腋横把、腋拐架、可调节螺栓、减震弹簧、橡皮拐头构成。腋杖主要适用于双下肢或单侧下肢不能负重或者完全不能负重的患者，如骨折患者、小儿麻痹症患者，还可用于双下肢不能使用左右腿迈步的患者，如截瘫患者等（见图4-12）。

（六）肘杖

肘杖又称前臂杖、臂拐，有侧开口和前开口两类。肘杖主要由臂套、把手、杖身、脚垫构成。把手和臂托的长度可以调节，腕关节是受力点，可以避免压迫臂丛神经，稳定性较腋杖差。肘杖主要适用于前臂力量较差但又不必使用腋杖的患者，以及握力较差或平衡功能较差不能使用手杖的患者（见图4-8，图4-9）。

三、选择适合的杖类助行器

常见杖类助行器种类较多，不同的助行器，其结构特点、适用范围、适用人群不同。正确选择杖类助行器才能有效保障患者安全，使杖类助行器的功能得到最大化发挥。

（一）基本评估

在选择拐杖前应做自身身体的系统评估，如患者的身高、体重、年龄、皮肤情况、关节活动度、肌力、心理状况、理解能力等。患者的认知能力评估可以帮助患者更好地认识和使用拐杖，避免意外事故的发生。平衡功能、下肢负重情况、步行能力、患者的臂力及握力等因素的评估，能够帮助患者选择适合自己的杖类助行器。

（二）环境评估

评估患者居家情况及使用环境，如地面、居家环境等。

（三）高度测量

1. 手杖高度

（1）站立位测量方法：患者取站立位，足底到股骨转子间的高度即为手杖高度。或者患者取站立位，手肘屈曲30°，腕关节背伸，小趾前外侧15厘米处到背伸手掌面的距离即为手杖高度。

（2）仰卧位测量法：患者取仰卧位，肘关节屈曲30°，小趾前15厘米到手背伸掌面的距离即为手杖高度。

2. 肘杖高度　患者取站立位，手肘屈曲30°，腕关节背伸，小趾前外侧15厘米处到手背伸掌面的距离即为肘杖高度。患者取站立位，足底到股骨转子间的高度即为手杖把手的高度。

3.腋杖高度

（1）站立位测量方法：身高减去 41 厘米，或者自腋窝前皱襞下 5 厘米到足底外缘的距离再加上 15 厘米即为腋杖的高度。

（2）把手高度测量方法：患者取站立位，足底到股骨转子间的高度即为腋杖把手的高度；或者患者取站立位，肘关节屈曲 30°~35°，手腕背伸即为把手的高度。

（3）仰卧位测量方法：患者取仰卧位，自腋前皱襞处到足跟的距离，再加上 5 厘米，即为腋杖的高度。

（四）了解杖类助行器的售后服务

杖类器具需要长期保养与维护，优质的售后服务能保证杖类助行器使用的安全性，定期检查维修能保证器具的使用寿命，防止意外发生。

四、常见杖类助行器的使用方法

（一）腋杖使用方法

1.摇摆法

（1）摆至步：患者取站立位，双腿分开与肩同宽，或略大于肩宽，稳定好重心，伸出双拐，身体重心向前，摇摆身体至双拐的位置（图 4-61）。

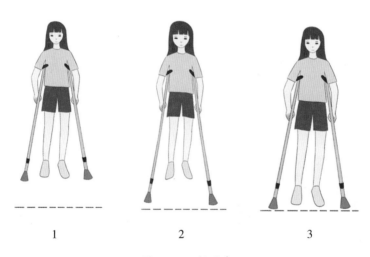

1　　　　　　　2　　　　　　　3

图 4-61　摆至步

（2）摆过步：患者取站立位，双腿分开与肩同宽，或略大于肩宽，稳定好重心，伸出双拐，身体重心向前，摇摆身体超过双拐的位置（图 4-62）。

2.二点法　患者取站立位，双腿分开与肩同宽，或略大于肩宽，稳定好重心，先将一侧腿与对侧拐伸出，再将另一侧腿与对侧拐伸出（图 4-63）。

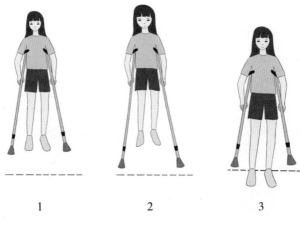

图 4-62　摆过步

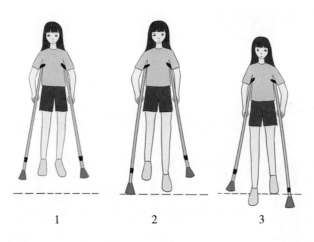

图 4-63　二点法

3. 三点法　患者取站立位，双腿分开与肩同宽，或略大于肩宽，稳定好重心，先伸出双拐，再迈出患侧腿，最后迈出健侧腿（图 4-64）。

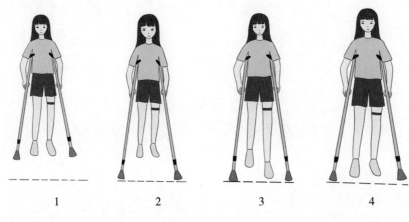

图 4-64　三点法

4. 四点法　患者取站立位，双腿分开与肩同宽，或略大于肩宽，稳定好重心，先伸出一侧拐杖，迈出对侧腿，再伸出另一侧拐杖，迈出对侧腿（图 4-65）。

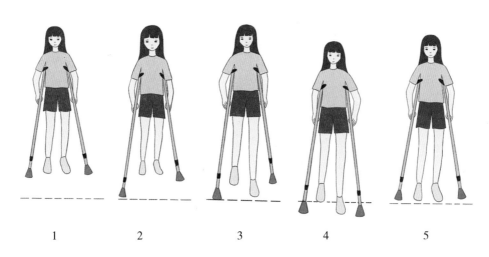

1　　　　　2　　　　　3　　　　　4　　　　　5

图 4-65　四点法

5. 上下楼梯法

（1）上楼梯法：患者取站立位，双腿分开与肩同宽，或略大于肩宽，一只手扶住楼梯扶手，另一只手扶住拐杖，稳定好重心，先上健侧腿，再上拐杖，最后上患侧腿（或者健侧腿和拐杖同时上，最后上患侧腿）（图 4-66）。

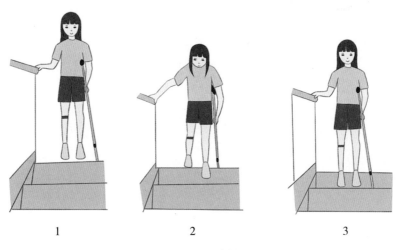

1　　　　　　　　2　　　　　　　　3

图 4-66　上楼梯法

（2）下楼梯法：患者取站立位，双腿分开与肩同宽，或略大于肩宽，一只手扶住楼梯扶手，另一只手扶住拐杖，稳定好重心，先下患侧腿，然后下拐杖，最后下健侧腿（或者患侧腿和拐杖同时下，最后下健侧腿）（图 4-67）。

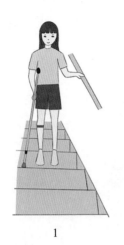 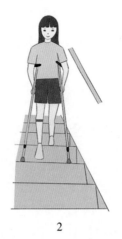 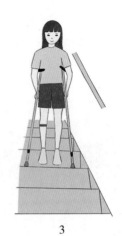

图 4-67　下楼梯法

6.转移方法

（1）坐→站：患者靠近椅子，取站立位，双腿分开与肩同宽，或略大于肩宽，将双拐合并，用患腿侧手握住拐杖，对侧手扶住椅子，双手同时用力，同时健侧腿发力站稳（图 4-68），然后将拐再分开挂腋下。

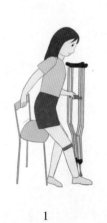 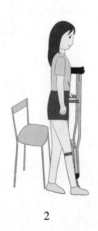 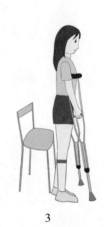

图 4-68　坐→站转移法

（3）站→坐：缓慢移动身体至椅子边缘，健侧腿在后，患侧腿在前，重心放至健侧，将双拐合并，用患腿侧手扶住拐杖，对侧手扶住椅子，弯曲膝盖缓慢坐下（图 4-69）。

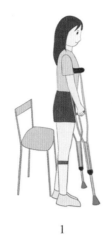 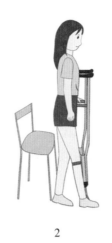 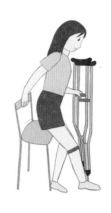

1　　　　　　　　　　　　2　　　　　　　　　　　　3

图 4-69　站→坐转移法

五、使用杖类助行器的注意事项

（1）助行器的选择不是价格越贵越好，应根据患者自身的情况评估后选择适合的杖类助行器。杖类助行器应通过正规商家购买，确保其质量。在购买时应注意助行器的保修时间与质量问题，确保售后服务。

（2）使用前应检查拐杖的安全性能，检查调节栓是否安全，检查防滑脚垫有无破损，腋横把处的减压垫是否完好无损。

（3）使用腋杖时应注意腋横把距离腋下三横指，避免造成臂丛神经损伤。

（4）患者在行走前应保持身体重心稳定，稳定后方可行走。

（5）患者在行走前应穿防滑鞋，勿穿拖鞋，以免发生跌倒。

（6）患者在行走前应检查手及腋下皮肤有无破损。

（7）患者在使用杖类助行器前应保证周围环境安全，选择宽敞、明亮、地面平整、无障碍物的环境下行走。

（8）患者第一次下床使用拐杖，需要有专业人士在旁协助与指导，不可自行操作。

（9）患者在使用助行器前需正确掌握拐杖的结构与使用方法，在专业人士的保护下进行使用，切勿盲目使用，避免发生意外。

（10）患者在行走过程中应保持身体重心稳定，双眼平视前方，不可将注意力全部放在足部或拐杖上，不可将身体重心全部放于拐杖上。

（11）患者在使用杖类助行器初期，步伐不宜太快，应逐渐增加行走的活动量。

（12）患者应保持良好的生活习惯，避免体重过重导致拐杖超负荷而变形。

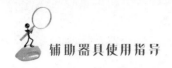
六、杖类助行器的日常保养与维护

（一）杖类助行器的日常保养

（1）定期检查杖类助行器的结构是否完整，螺丝栓、调节栓有无松动，必要时用螺丝刀拧紧已松动的螺丝。

（2）定期检查支架的稳定性，有无松动、破损，必要时给予更换。

（3）定期检查橡皮拐头等防滑垫的磨损情况。

（4）注意保持助行器的清洁，可用清水毛巾或干净毛巾擦洗。

（5）助行器应放于干燥通风的位置，避免因受潮引起锈蚀。

（二）杖类助行器的日常维护

1. 助行器变形　注意保持自身体重，使用助行器勿超过其最大承重量。行走过程中应注意步态姿势，以确保助行器的正常使用。

2. 受压皮肤处出现压红、破溃等情况　检查减压垫、腋横把处有无磨损严重、破损等，出现问题时应及时更换。

3. 行走过程中打滑　检查橡胶拐头、橡胶垫有无破损，受力面是否均衡。

4. 伸缩杆不能回拉　检查调节栓有无锈蚀、松动等情况。

5. 其他　助行器出现变形、磨损等情况时应及时联系售后进行维修。

（李思敏　王　娇）

第四节　助行架使用指导

一、助行架概述

助行架又称步行架或步行器，是一种常见的辅助器具，用以支撑身体，提高行走能力，提高活动能力，有利于改善患者的心肺功能和血液循环。助行架受力面积较杖类助行器大，稳定性好，但行走速度较慢，适用于老年人、双下肢肌力较弱者、行走缓慢者、稳定性较差者，如髋关节置换后的老年患者、老年性骨关节炎患者、股骨骨折愈后患者、双下肢严重挛缩患者等。助行架常见类型有无轮式助行器、带轮式助行器。

二、常见助行架类型

（一）无轮式助行架

无轮式助行架是一种三边形的金属框架，没有轮子，主要由手柄、支架构成的双臂操作辅助器具。常见的类型有标准型助行架、折叠式助行架、交互式助行架、阶梯框式助行架。

1.标准型助行架　又称固定式助行架。标准型助行架由三个面、两个手柄、四个支架和四个橡皮拐头构成，适用于上肢功能健全、能独立平衡站立但下肢步行困难者，如下肢骨折不能负重的患者、老年性骨关节炎患者（图4-70）。

2.折叠式助行架　结构与标准型助行架基本相同，由三个金属框架、四个支架、四个橡皮拐头、螺栓构成，可调节高度、折叠，使用方便，携带方便（图4-71）。

3.交互式助行架　是一种不带轮子的框式助行架，主要由三面金属框架、四个支架、四个防滑拐头、可调节栓、铰链构成，可以左右侧交替推向前移移动，行走时无须提起架子，只需将助行架两侧交替推向前方。交互式助行架适用于立位平衡功能差或上肢肌力较弱不能抬起助行器者（图4-72）。

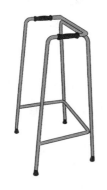 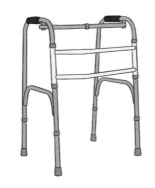 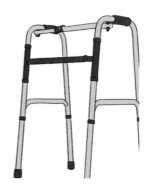

图4-70　标准型助行架　　　图4-71　折叠式助行架　　　图4-72　交互式助行架

4.阶梯框式助行架　又称为助起式助行器。两侧扶手呈阶梯式，具有两个高低不等的扶手，最高把手的位置相对靠前，其余结构与标准型助行架相同（图4-73）。阶梯框式助行架可以辅助患者坐起、下蹲、马桶扶手等，适用于行动不便的老年患者。

（二）带轮式助行架

带轮式助行架是一种带有轮子、手柄、支脚，能够支持双臂辅助步行的工具。常见的类型有二轮式助行架、三轮式助行架、四轮式助行架、平台式助行架。

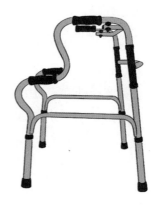

图4-73　阶梯框式助行架

1.二轮式助行架　主要是由两个固定的支脚垫、两个固定的脚轮、手柄构成。使用者可以推着助行架行走，操作方便、省力。支脚垫有防滑拐头，具有较好的防滑作用，但缺点是转弯灵活性差，稳定性也较差。二轮式助行架适用于下肢肌力低或者是步行障碍患者（图4-74）。

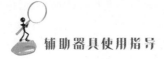

2.三轮式助行架　是带有三个轮子的助行架，并附有购物筐和刹车，外出使用方便。三脚支撑，稳定性较好，适用于平衡功能较差的患者、行走缓慢的老年患者，可帮助使用者在不平路面上行走时维持平衡（图4-75）。

3.四轮式助行架　是带有四个轮子的助行架（图4-76）。四轮式助行架操作灵活，行走速度快，适用于可以增加行走速度的康复训练者。

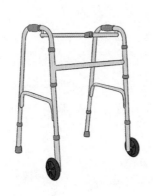　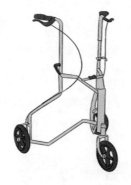　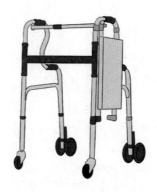

图4-74　二轮式助行架　　　　图4-75　三轮式助行架　　　　图4-76　四轮式助行架

4.平台式助行架　由两个固定的脚轮、两个活动的脚轮和前臂支撑台构成。支撑面积大，稳定性、安全性较好。平台式助行架适用于行动缓慢、下肢肌力较弱、上肢支撑力较弱的老年患者。

三、选择适合自己的助行架

助行架的种类较多，适用人群也不一样，正确认识助行架有利于合理选择一款适合自己的辅助工具。

（一）基本评估

在选择助行架前应做自身身体的系统评估，如患者的身高、体重、年龄、皮肤情况、关节活动度、肌力、心理状况、理解能力等。患者的认知能力评估可以帮助患者更好地认识和使用助行架，避免意外事故的发生。平衡功能、下肢负重情况、步行能力、患者的臂力、握力等因素的评估，能够帮助患者选择适合自己的辅助工具。

（二）环境评估

评估患者居家情况及使用环境，如地面、居家环境等。

（三）高度测量

患者取站立位，足底到大骨转子间的高度即为助行架高度；或者患者取站立位，手肘屈曲30°，腕关节背伸，小趾前外侧15厘米处至背伸手掌面的距离，即为助行架高度。

（四）其他

在选择助行架时，注意应满足患者的生活需要，根据患者的基本情况、生活习惯、生活方式和生活环境进行选择，还应考虑助行架的动力、外观、价格、维修情况、操作方法等。

四、常见助行架的使用方法

（一）二点法

二点法又称交互式步行法。患者取站立位，一侧助行架与同侧腿同时出，另一侧助行架和同侧腿再迈出（图4-77）。

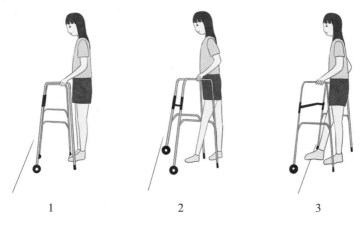

图4-77 二点法

（二）三点法

三点法又称固定式步伐。患者站立位，双手提起助行架向前，先出患侧腿，再出健侧腿（图4-78）。

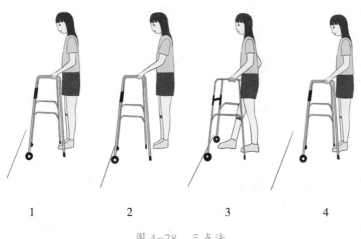

图4-78 三点法

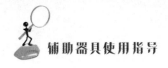
（三）四点法

四点法又称交互式步行法。患者取站立位，推出一侧助行架，迈出一侧腿，再推出另一侧助行架，迈出另一侧腿（图4-79）。

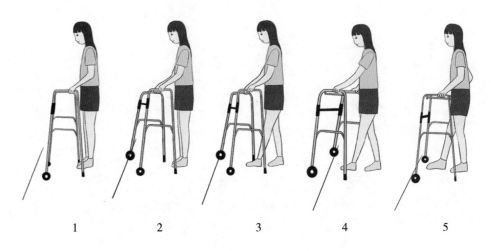

1　　　　　2　　　　　3　　　　　4　　　　　5

图4-79　四点法

五、使用助行架的注意事项

（1）选择助行架前，应先评估患者的身高、体重、四肢肌力、学历、接受能力、居家环境、经济状况等身体情况，必要时咨询专业人士。

（2）正确了解助行架使用的基本方法。

（3）使用前助行架先调节好高度，调节弹珠完全调节入孔，将支脚稳定，不能高低不平、长短不一。使用前检查支脚是否有防滑垫，避免造成意外。

（4）患者在使用助行架的过程中保持正确的站立姿势，双眼平视前方，身体距离助行架不宜太近或太远，否则容易跌倒。

（5）患者在第一次使用助行架时建议在专业人员陪同下进行使用，请勿自行练习。

（6）患者在使用助行架的过程中应保持身体重心稳定，切勿将身体重心前移放于助行架上，否则容易跌倒。

（7）患者在行走过程中应选择路面平坦、宽敞、明亮的道路，尽量避免凹凸不平、湿滑道路。

（8）患者在使用轮式助行架时应提前检查轮子的灵活性，避免转弯时造成侧翻。使用轮式助行架时速度不宜太快。

（9）注意保护手掌等受压部位的皮肤，避免形成压疮。

（10）定期检查助行架的螺丝，避免螺丝松动造成患者跌倒。助行架在使用完毕后应放于阴凉位置储存。

六、助行架的日常保养与维修

（一）助行架使用的日常保养

（1）定期检查助行架的结构是否完整、螺丝栓、调节栓有无松动，必要时用螺丝刀拧紧已松动的螺丝。

（2）定期检查脚架的稳定性，有无松动、破损，必要时给予更换。

（3）定期检查橡皮拐头等防滑垫磨损情况。

（4）注意保持助行架的清洁，可用清水毛巾或干净毛巾擦洗。

（5）可定期使用润滑油，防止螺丝锈蚀。

（6）助行架应放于干燥通风的位置，避免受潮引起锈蚀。

（二）助行架使用的日常维护

（1）注意保持体重，使用助行器切勿超过其最大承重量。行走过程中应注意步态姿势，以确保助行器的正常使用。

（2）行驶过程中不能转弯或转向受限时，检查滑轮是否损坏、缝隙是否卷入头发等异物。

（3）不能调节助行架的高度时，检查弹珠是否松脱。

（4）出现助行器变形、磨损等异常情况，应及时联系售后进行维修。

（李思敏　王　娇）

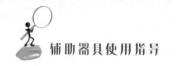
第五章　日常生活辅助器具使用指导

第一节　概　述

一、日常生活活动定义

日常生活活动（ADL）从狭义上是指人们为了维持生存、适应周围环境而每日反复进行的最基本的、最具有共同性的生活活动，包括衣、食、住、行以及个人卫生等基本活动。广义的 ADL 主要包括人们在家庭、工作环境中与他人的活动，甚至在社区内或更高层次上的社会活动。ADL 指导是康复治疗在实践中的延续，是康复科医生需要掌握的核心技术之一。ADL 指导即准确了解患者日常生活的各项基本功能情况，使患者能够尽可能地提高生活自理能力，提高患者生活质量，早日回归家庭和社会。

二、分类

ADL 主要包含两个方面的内容，一是基础性日常生活活动（BADL），是指患者在家里或医院里每天所需的基本运动和自理活动，包括生活活动，如行走、转移、上下楼梯、床上活动等，还包括自我照顾，如进食、喝水、穿衣、修饰、洗澡等。二是工具性日常生活活动（IADL），主要指人们在社区内生活所需要的高级技能，这些活动常需要借助各种工具，包括做家务（洗衣、做饭、打扫卫生等）、社会生活技巧（外出购物、乘坐交通工具等）、个人的健康保健（就医、服药等）、安全意识（打报警电话、识别环境中危险因素等）、使用环境设施及工具（冰箱、微波炉、煤气灶等），以及与社会的交往、沟通和休闲活动的能力。日常生活辅助器具涉及起居、进食、洗漱、穿衣、行动、如厕、家务、交流等生活的各个层面，其是功能障碍者发挥潜能、辅助生活自理的重要器具。日常生活辅助器具种类很多，包括从简单的日用器皿到较为复杂的电动装置类以及计算机控制的遥控系统等。日常生活辅助器具根据用途大致可分为：①进食类；②穿着类；③梳洗类；④修饰类；⑤卫浴类。

三、日常生活辅助器具的功能

日常生活辅助器具是为了帮助身体功能有障碍的患者完成日常生活活动而设计的简便器具。其结构简单，适用于生活自理能力下降、日常生活有一定困难的患者。借助辅助器具，患者能够提高生活自理能力，省时、省力地完成部分无法完成的日常生活活动。日常生活辅助器具的功能有以下几点：①可代偿因身体各关节活动受限、肌肉力量减弱或瘫痪所导致的部分运动功能障碍。②可代偿因不自主运动所致的运动功能障碍。③可代偿部分感觉功能障碍。④可增加物体或器皿的稳定性，便于使用。⑤可在不同体位下对患者的身体给予支持。⑥可帮助患者进行信息交流和参与社会交往活动。⑦在很大程度上减轻了护理人员或陪护人员的劳动强度，提高工作效率。

（宋　竹　梅松利）

第二节　日常生活辅助器具的适配评估和使用原则

一、日常生活辅助器具的适配评估

日常生活辅助器具的使用并不能代替患者康复治疗，患者应该在专业人员指导下进行适配并指导使用。无论是短暂使用日常生活辅助器具还是长期使用，均应与其他康复治疗手段相配合，达到最佳的康复效果。因此，在适配日常生活辅助器具前，应做好以下几方面的评估。

（一）了解使用者自身的需求

日常生活辅助器具对需求者而言，不是技术越高越好，也不是价格越贵越好，而是要适合自身的需求，有利于残余功能的利用和功能的改善。功能障碍者的功能障碍分类不同，障碍程度也不同，因此，个人对辅助器具的需求也不同。为了保证日常生活辅助器具使用的满意度，需要了解功能障碍者的以下基本信息：

（1）功能障碍者的基本情况（如疾病名称、年龄、病史等）。

（2）与使用日常生活辅助器具相关的身体功能状况，充分了解自身的身体功能，如残余的功能、肌肉力量、关节活动度、肌张力、感觉运动功能、认知功能、语言功能、移动能力、心理健康状况、日常生活自理能力等。

（二）日常生活辅助器具的评估

根据活动、参与等需求的目标，对日常生活辅助器具的结构、功能、规格、重量、

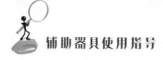

安全性、便捷性、耐用性及舒适性等进行了解。了解辅助器具的附属件、配备的零件及使用日常生活辅助器具前的操作训练。如有可能，可以先对日常生活辅助器具进行试用，以了解其能否满足自身的需求。

（三）日常生活辅助器具适用性的评估

在辅助器具满足使用者需求的同时，还应重点评估使用者与辅助器具接触部位的尺寸是否合适，使用是否安全可靠，功能障碍的不良体位是否会造成二次损伤、可操作性及耐用性如何、后期的保养、维修服务及注意事项等。另外，还应考虑是否具备使用辅助器具的环境。

（四）日常生活辅助器具使用前的评估

在使用日常生活辅助器具前，应评估使用者预期的要求，考虑短期、长期应用及可能的结果，考虑辅助器具的功能性、安全性、可操作性是否符合预期，有无副作用等。

（五）日常生活辅助器具使用后的评估

日常生活辅助器具使用后的评估是指对使用者去除辅助器具之后的评估，如使用后有无不良反应、比预期效果的好坏，如果没有预期效果好，是否还需要继续使用，是否应该进行修改调整等。同时，还要了解使用者对再次适配辅助器具的态度。

二、日常生活辅助器具的使用原则

选用日常生活辅助器具应该以实用、经济、可靠、便利为原则，也可以充分利用患者现有的生活用具和日常用品，适当加以改造，制作日常生活辅助器具。日常生活辅助器具的适配和使用应该遵循以下原则：

1. 性能可靠　既可以达到使用目的，又能够改善患者的生活自理能力。

2. 使用方便　日常生活辅助器具应易制作、简便、易掌握、易打理，可以调节，方便随身携带等。

3. 物美价廉　外形美观、坚固耐用、轻便舒适、经济实惠、容易购买。

4. 就地取材　日常生活辅助器具有成品时尽量采用成品，没有成品时则需要在日常用品的基础上加以改造或者自制。

5. 通用化　生活辅助器具应该便于多数人使用，大小、松紧可调节。

（宋　竹　梅松利）

第三节 日常饮食类辅助器具使用指导

一、饮食类辅助器具的分类

饮食类辅助器具主要包括饮水用辅助器具（杯具、吸管、持握辅助器具）、进食辅助器具（围裙或围兜等）、防滑辅助器具（防滑垫等）、餐碟和餐碗（碟子、防滑舀取碗、舀取碟等）及其他餐具（餐勺、餐叉、餐筷、餐刀等），还包括喂食类辅助器具如喂食手臂支撑、喂食管固定器、机械喂食器、动力喂食器等。

二、饮食类辅助器具的适用人群及功能特点

（一）饮水类辅助器具

1. 杯具类

（1）大手柄马克杯（图5-1）

1）适用人群：适用于肩关节疼痛、肘关节疼痛、运动功能障碍造成手臂和手腕运动困难的患者，握力较弱者，有吞咽障碍的老年人，使用普通茶杯喝水容易呛咽者。

2）功能特点：马克杯不仅体积较大，杯身也比较厚，杯底厚度高，杯口光滑，不烫手，把手较粗大，容易拿捏。

（2）双耳杯（图5-2）

1）适用人群：适用于上肢颤抖或障碍者、单手的稳定性和协调性较差者、吞咽障碍者。

2）功能特点：在杯子的两侧装有两个手柄，大的双手柄可容纳成人手指。

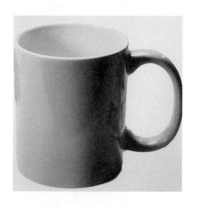

图5-1 大手柄马克杯

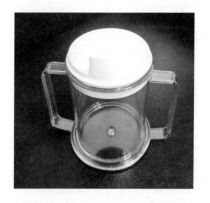

图5-2 双耳杯

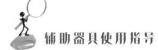

（3）C形握把杯（图5-3）

1）适用人群：适用于握力不足者、单手协调性和稳定性较差者。

2）功能特点：杯子的一侧有C形握把，手柄较粗，便于单手或双手使用。

（4）U形饮水杯（图5-4）

1）适用人群：适用于颈部受伤、落枕、头部向后倾斜或转动有困难者。

2）功能特点：水杯采用独特的鼻口开放、斜切口设计，使用者在喝水时无须低头，可避免鼻子碰到杯口边缘，轻松喝到水。

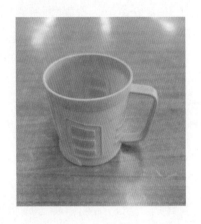 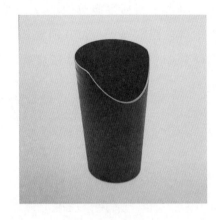

图5-3　C形握把杯　　　　　　　　　图5-4　U形饮水杯

（5）带吸管夹及吸管的杯子（图5-5）

1）适用人群：适用于上肢协调能力较差、无法持杯者。

2）功能特点：杯子外壳使用丙烯腈-丁二烯-苯乙烯共聚物（ABS材质），具有良好的可塑性，可起到隔热、防烫、轻保温作用。杯子可容350毫升左右的液体，大小适中，手柄无棱角且防滑。当使用者手无法持杯时，可使用吸管且角度可随意调整。

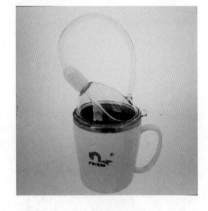

图5-5　带吸管的杯子

（6）口压式变档自动饮水杯（图5-6）

1）适用人群：适用于帕金森病患者、久卧床者、喝水障碍者及偏瘫患者等。

2）功能特点：该产品的食品级硅胶吸管韧性强、耐高温，多边形的管口设计贴合唇部，防滑防漏。其外观精美，采用杯体智能式配盖与杯身组合成一套密封泵水装置，将杯身的聚丙烯（PP）硬质水管与叶轮组合在一个壳体内，电机带动叶轮旋转，在离心的作用下实现自吸，再通过杯内的硅胶吸管将水抽吸至嘴里。水流速度有三档可调，可根据病情自由调节。此产品采用 USB 充电，充电 1 次可满足患者约 20 天的饮水需求。杯内有液体时，不能倒置或横放，避免液体从吸管口或因为拧不紧而从杯盖口漏出。该杯子只能对液体如水、牛奶、果汁等进行使用，不能对糊状食物（粥、芝麻糊等）进行使用，否则容易导致水泵严重堵塞或直接烧坏杯子的电子元件。使用后应及时清洗干净并晾干，避免滋生细菌。

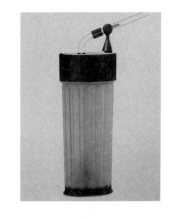

图 5-6 口压式变档自动饮水杯

（7）药丸吞咽壶

1）适用人群：适用于吸食力减弱者。

2）功能特点：可帮助吸食力减弱者吃药、喝水等。壶口经过特殊的设计，喝水不容易洒出，可以直接吸饮，也可配合特制的吸口使用。该产品的瓶盖及吸口配合抗菌剂，请勿用任何清洗剂清洗，直接煮沸消毒即可。该产品还可能会因产生静电而吸附灰尘，请洗净后再使用。

2.吸管类

（1）柔韧吸管（图 5-7）

1）适用人群：适用于吞咽困难者、上肢运动功能障碍者。

2）功能特点：可直接饮用，建议一次性使用，也可重复使用。

（2）单向饮用吸管

1）适用人群：适用于吞咽困难者。

2）功能特点：该种吸管只有一个单向阀，即使使用者口唇离开吸管，吸管内也会充满液体，减少了饮水时所需的动力和摄入的空气量。该吸管还有一个可以调节的夹子将吸管紧固于杯子里。

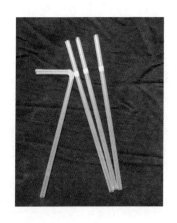

图 5-7 柔韧吸管

（3）加长类饮用吸管

1）适用人群：适用于吞咽困难者、上肢运动功能障碍者。

2）功能特点：此类吸管具有 4 个柔性的部分，两端各有一个，中间部位有两个，方便使用者调整至合适的方位饮用，也可以使用剪刀剪至所需的长度。

3.握持辅助器具

（1）记忆杯架（图 5-8）

1）适用人群：适用于上肢运动障碍者、抓握功能受限者、脊髓损伤者等。

2）功能特点：手柄材质为形状记忆聚合物，具有多次加热软化重新塑形的能力。使用前可先将套架的弹性插口分开，套在水杯上。套架的手部固定装置是一种开放式的掌套，使用时只需将手掌套在水杯架的手部固定装置上即可。

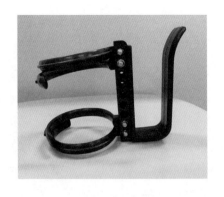

图 5-8　记忆杯架

（2）轮椅专用杯子固定器（带杯子）

1）适用人群：适用于长期使用轮椅者。

2）功能特点：由两个弹簧夹子固定于轮椅扶手或是餐桌上。夹子可以固定杯体，防止杯子滑脱。

（二）进食类辅助器具

1. 食物防护装置

（1）围裙（图 5-9）

1）适用人群：适合于偏瘫或生活自理困难的患者。

2）功能特点：围裙采用的材质特殊，一般为棉布＋聚氯乙烯（PVC）防水面料，柔软包边，防水、防油渍，颈部为魔术贴扣，方便耐用。采用 PVC 防水布料制作的围裙可直接擦洗，也可机洗，无须晾晒，洗后即可使用。

（2）围兜

1）适用人群：适用于脊髓损伤患者、偏瘫患者、上肢运动功能障碍者，特别是手部颤抖的老年人。

2）功能特点：采用硅胶＋尼龙材质制作而成，可防水、防污渍；采用立体造型，凹槽深浅适宜，食物不会轻易掉落。围兜比围裙小，可折叠收纳，外出可随意携带，轻巧方便。可调节的耐用魔术贴按需求调节。围兜的颜色多样，有绿色、蓝色、灰色、酒红色、黄色、红色等。

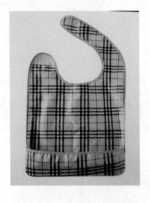

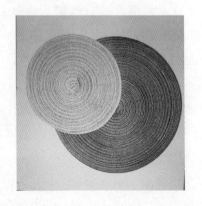

图 5-9　围裙　　　　　图 5-10　防滑垫

2. 防滑垫（图 5-10）

1）适用人群：适用于运动障碍或平衡功能障碍者。

2）功能特点：轻型橡胶泡沫垫，可以保证杯子、碗放于适当的位置，防止滑落。

3. 餐碟和餐碗

（1）防撒碗（图 5-11）

1）适用人群：适用于使用正常餐具不便者。

2）功能特点：防撒碗材质主要为食用级 PP 塑料，碗主体尺寸为 12.5 厘米 × 8 厘米。碗的一侧设计了护挡，可避免使用时造成烫伤或者食物外溢。软底采用柔软的硅胶，使用时采取按压排空的方法将碗底吸附在平滑的桌面上，将碗固定于桌面，使用时不易滑动。底座和碗底分离，实现软硬结合，增强了碗的稳固性和安全性，清洗也更加方便。

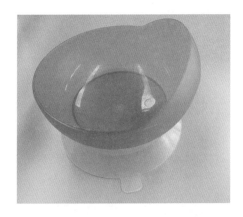 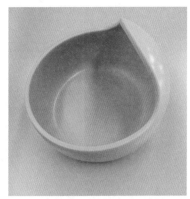

图 5-11　防撒碗

（2）防撒盘（图 5-12）

1）适用人群：适用于老年人、残疾人、脑卒中患者及手僵硬无法端盘者。

2）功能特点：采用食品级环保材质，安全耐用，底部有吸盘，可固定碗身。特殊防撒盘边可防止盘内食物洒落至盘外，吸盘与本体可分离，便于清洗、更换。

（3）贝壳形防撒餐盘

1）适用人群：适用于上肢运动功能障碍的单手使用者。

2）功能特点：餐盘采用树脂材质制作，餐盘

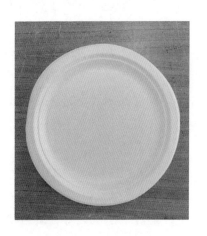

图 5-12　防撒盘

设计为较宽的弧面，方便将盘内的食物进食干净，同时，餐盘的边缘便于手持。

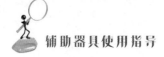

4. 其他餐具　如餐筷、餐叉、餐勺等

（1）助食勺、叉（图 5-13）

1）适用人群：适用于无法正常使用餐具、手抖、手僵硬、手痉挛的老年人及残疾人。

2）功能特点：助食勺子的把手采用凹凸面设计，使用时可防滑。勺头可 360°灵活旋转，适用于不同角度，调整后固定好即可使用。助食叉子设有腕带，使用时勒紧腕带，可将叉子固定于手或手腕上更舒适。腕带可拆卸，易清洗。

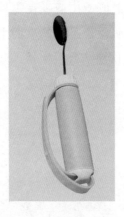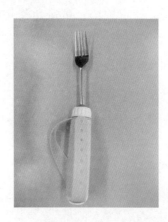

图 5-13　助食勺、叉

（2）助食筷（图 5-14）

1）适用人群：适用于握力不足、手抖、手指痉挛、手部不灵活者。

2）功能特点：助食筷手握的地方采用聚对苯二甲酸丁二醇酯（PBT）材质制成，健康环保；前端采用高档竹，可防滑脱落。筷子可自动张开，解决了示指、中指无法正常弯曲，拇指无法正常配合使用的情况。筷子捏紧后夹食容易，解决了无法完成筷子的夹紧动作。助食筷可不分左右手，设计符合手部曲线，使用起来较舒适；内置弹簧，轻便轻松；夹口吻合，可防止食物滑落。

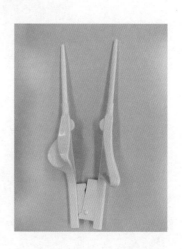

图 5-14　助食筷

（3）形状记忆汤勺（图 5-15）

1）适用人群：适用于握力不足、手腕肌肉力量不足者，如肩关节及肘关节风湿疼痛者，手腕处有轻微运动障碍者。

2）功能特点：①握柄材质为形状记忆聚合物，可多次加热软化，并根据手部形状重新塑形，将其手柄部分浸泡于 60~80℃的热水中 1~5 分钟后，即可取出，在橡胶状态下调整手柄形状，水冷却状态下快速固化成形，常温下放置 20 分钟自然固化成形。②握力弱者或手腕活动不便的老年人，可将手伸进 U 形握柄的中间，即可以拿稳汤勺，保持餐具的稳定性。形状记忆汤勺卫生、易洗、携带方便。

（4）粗手柄叉、勺（图 5-16）

1）适用人群：适用于手指屈曲或握力不足的患者。

2）功能特点：采用更宽的螺纹手柄，带有凸起的纹理把手，易于握持，可提高叉或勺的灵活性和控制力。

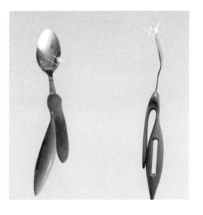

图 5-15　形状记忆汤勺

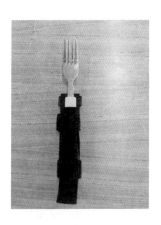
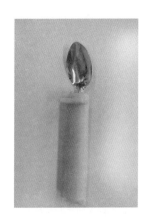

图 5-16　粗手柄叉、勺

（5）弯柄勺（图 5-17）、叉

1）适用人群：适用于手关节变形、僵直者，前臂和腕关节活动受限者，以及关节炎患者。

2）功能特点：勺子和叉子在金属轴内部有一个特殊扭曲，允许它们扭曲至任何角度，左手或右手均可使用。

5. 万能袖套（图 5-18）

（1）适用人群：适用于颈髓损伤、偏瘫、脑卒中、手指无任何运动但上臂可屈伸自如的患者，以及要求手掌或手臂能触及下颌与唇边、手外伤后无法正常抓握筷子与勺子等患者。洗漱、刷牙时也可使用。使用万能袖套需要患者的腕背伸肌力达到 3 级以上，如果肌力达不到，需要配合腕关节固定器一同使用。

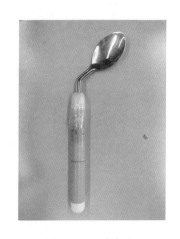

图 5-17　弯柄勺

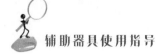
（2）功能特点：此辅助器具男款宽度约10厘米，女款宽度约9厘米，放勺子和叉子的口径约2厘米。将勺子或叉子放入口径，可根据个人手掌的大小调节魔术贴的黏合位置（手掌小的女性可往里粘贴，手掌较大的男性可往外粘贴）。

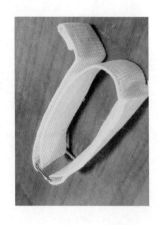
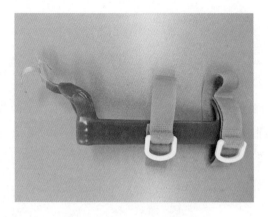

图 5-18　万能套袖

6.喂食辅助器具

（1）自动喂食器

1）适用人群：适用于手功能严重障碍而无法用手或上肢进食者、脊髓损伤者、独立进食困难者。

2）功能特点：喂食手臂由程序控制勺子舀取盘内食物送至嘴里。可用头部略微向下巴触碰开关，激活机械给食物，填满勺子，便可送至嘴里。

（2）机械手臂

1）适用人群：适用于脑瘫、帕金森病或脊椎损伤患者。

2）功能特点：机械手臂设有4个相互隔离、用来盛食物的碗槽，使用者可通过按钮控制机械手臂在4个碗槽内切换活动，选择相应的食物，并使用汤勺将食物送至口内。为了使手臂可以准确找到口腔的位置，使用者需要将旁边的"Teach Mode"按钮进行手动调节，调节完毕后，机械手臂会记住这个位置，按喂食按钮时便可将食物送至口内。如果需更换位置，则需重新设置。其餐盘和汤勺可以放入洗碗机进行清洗。机械手臂售价较贵，因此，需考虑使用者经济状况。

三、使用饮食类辅助器具的注意事项

（1）进食前，首先应根据使用者的自理能力及病情，采取适宜的进餐姿势（如轮椅坐位、床上坐位、半卧位、侧卧位等），重点评估病情、自理能力、吞咽功能、上肢肌力、抓握力、关节活动度、心理状态、配合程度等。应该选择在头部和颈部有良好支持的体位下完成进食。

（2）摆放体位时，动作轻柔，保障安全，避免拖、拉、拽等动作，以免造成肢体损伤。

（3）使用防滑垫或患手稳定碗、盘子等容器，将患侧上肢放于台面上较好地稳定肘部，有助于患手握住辅助餐具或借助身体使餐具更加固定。

（4）如果患者的患侧上肢具有运动功能，在进食训练期间应加以促进和利用，如训练右侧肢体偏瘫的患者用右手使用合适的刀叉，或者在饮水或进食时用右手稳住碗或杯子。

（5）需要了解饮水或进食过程中呛咳的表现，在吞咽期间任何漏水或呛咳均提示有吞咽问题，需要专业人员做全面评估和特殊处理。

（6）使用任何辅助器具之前，应检查其是否处于完好、安全的备用状态。

（7）选择饮食类辅助器具应具备耐高温、耐热性能，应将开水或食物晾温后再递交给使用者，防止发生烫伤。

（8）饮食类辅助器具无论是长期使用还是短期使用，均应与其他康复手段配合，以达到最佳康复效果。

（9）开始使用饮食类辅助器具时，应该进行必要的训练。可从日常生活（如进食）开始，再逐步练习精细的动作。使用过程中，应该跟踪随访并进行必要的调整或更换。

四、进食训练指导

患者在使用饮食类辅助器具之前，训练患者尽可能独立进食是必要的。当患者被别人协助饮水或是喂食时，会失去进食的主动性和趣味性，依赖性也会增加，因此，应该尽可能训练患者独立完成进食动作，激励患者康复的信心，减少对他人的依赖，提高自理能力。独立完成进食动作要求手的抓握、上肢运动及口腔的咀嚼、吞咽运动的连贯性，任何一个环节出问题，都将直接影响进食动作的独立完成。医生应先找出影响进食的原因，再根据具体的问题制订护理措施，选择合适的辅助器具。对于不能独立完成进食的患者，应该给予一定的护理支持以及必要的辅助器具协助完成进食动作。

（一）进食障碍的表现

（1）吞咽困难：饮水、吃饭时呛水、呛食。

（2）不能将食物送至口中。

（3）不能拿起并把握住餐具（如碗、筷、刀、叉等），以及各种饮料杯、罐。

（4）不能双手同时操作。

（二）进食障碍的原因及训练方法

1. 口腔运动　口腔颌面部关节活动受限、口周围肌群肌力低下或协调性障碍

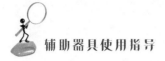

等原因造成的吞咽困难障碍者，其训练方法主要如下：①端正患者的头、颈部及身体的位置，有利于吞咽；②改变食物的黏稠度或硬度；③借助辅助器具帮助患者维持进食的体位，如头部保持中立位稍前屈，躯干直立，髋关节屈曲90°，双足着地。

2. 手的抓握　因手功能障碍或握力较弱，精细动作不能完成，引起进食障碍者，可做如下训练。①可使用健侧上肢辅助患侧上肢将食物送入口中；②进食时将肘关节放于较高的台面上，以利于手到达口边，将食物送至口中；③用勺、叉代替筷子；④将勺、刀、叉等餐具手柄加粗；⑤使用双手拿水杯；⑥握力减弱或握力丧失者可利用万能套袖；⑦肩肘关节活动受限的患者选择手柄加长或成角的勺、刀、叉；⑧不能单手固定餐具或食物者可选择防滑垫、盘档等辅助。

3. 上肢运送　因上肢肌力低下、关节活动受限、协调障碍等原因造成手部不能将食物送至口中者，可做如下训练。①增加肢体的重量；②患者取坐位，将食物摆放至一个稳定的平台上，躯干、肘、腕部可靠在桌面上以保持上肢稳定；③使用防滑垫将食物固定；④使用加盖或有饮水孔的杯子，或用吸管饮水；⑤将饮水设备安装在轮椅上或床旁。

（宋　竹　梅松利）

第四节　日常穿衣修饰辅助器具使用指导

一、日常穿衣修饰辅助器具的分类

为了降低体弱、高龄及生活自理能力下降患者穿衣的难度，为患者重拾生活信心，有多种日常穿衣修饰辅助器具供有需要的人群使用，从而提高其自理能力，增加患者自信心。穿衣修饰辅助器具通常用于四肢或躯干活动受限及手精细活动受限的患者。日常穿衣修饰辅助器具有很多种，包括特殊穿脱样式的衣物及附件、穿脱衣物的辅助器具、特殊纽扣辅助器具、指甲护理辅助器具、化妆修面护理辅助器具等。

二、日常穿衣修饰辅助器具的适用人群及功能特点

（一）特殊穿脱样式的衣物及附件

1. 易穿脱睡衣

（1）适用人群：适用于严重运动障碍者，如脊髓损伤患者等。

（2）功能特点：衣物设计宽松且柔软，在双侧及肩部三面开口，即圆领及宽松的袖口；下装为侧方开襟，患者穿着时更为省力，且采用暗扣、魔术贴闭合，代

替纽扣或拉链，减小穿脱的难度。易穿脱睡衣适合家居使用及功能锻炼时使用。

2. 保暖披肩

（1）适用人群：适用于运动障碍者、年老体弱者、脊髓损伤的患者。

（2）功能特点：穿脱方便，保暖，可遮住颈肩部、双臂，坐轮椅时可遮住双下肢，胸前用魔术贴闭合。居家环境下或需要保暖但不方便穿其他衣物时可使用保暖披肩。

3. 轮椅雨衣

（1）适用人群：需要使用轮椅的所有患者。

（2）功能特点：雨衣设计为前面长后面短，以防坐位时压着后面多余部分，有无衣袖设计选择，更方便穿脱，也能避免手掌暴露。穿着时无须站立，向前倾斜身体即可穿上，长款可完全包裹轮椅。用于轮椅代步外出下雨时使用。

4. 保暖护膝（图 5-19）

（1）适用人群：适用于下肢功能障碍、循环障碍、关节炎、老年体弱及畏寒者。

（2）功能特点：外层为弹性和透气性非常好的材质，内层为羊毛，保暖作用极佳。护膝一般可分为粘扣款和套筒款。套筒款为一体式，穿戴方便快捷，包裹性佳。粘扣款设计可避免过度弯腰，用于腰部前屈部分受限患者；粘扣款还可自由调节松紧度。保暖护膝可以保护膝关节，针对膝关节保暖用。

5. 室内防滑鞋（图 5-20）

（1）适用人群：适用于步态不稳的患者。

（2）功能特点：鞋面柔软，可设计为毛巾或软布及软皮鞋面，鞋底由橡胶支撑，较好地包裹足部。该鞋舒适、轻便、防滑，清洁方便，可以机洗。室内防滑鞋可代替日常拖鞋。

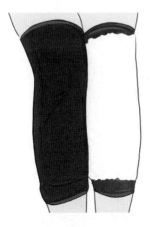

图 5-19 保暖护膝

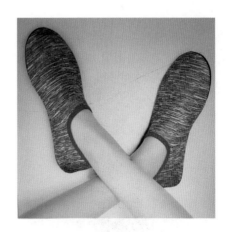

图 5-20 室内防滑鞋

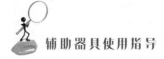
6. 手掌保护套

（1）适用人群：适用于使用轮椅患者及感觉功能障碍患者。

（2）功能特点：感觉功能障碍患者，对冷热刺激和尖锐物品刺激等不良刺激感觉迟钝。保护套可保护手掌，减轻不良刺激，也为划轮椅提供手保护。手掌保护套中的弹性手掌保护垫可吸收振动和冲击力；手背为楼梯布，弹性佳，透气排湿，虎口处补强设计，增加抗震、防滑、耐磨等功能。手掌保护套可以保护手掌，减少刺激及与轮椅的摩擦。

7. 拉链领带（图5-21）

（1）适用人群：适用于手功能或上肢功能障碍患者。

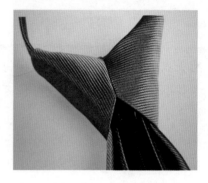

图5-21　拉链领带

（2）功能特点：拉链开合设计，使穿脱领带更轻松，消除传统领带造成的颈部突出。使用拉链领带时先从头部戴到颈部，固定领带一端，将领结往上推至合适位置，将领结后面拉链卡子按下，用于固定领结位置，可减小领带使用难度，节省时间。领带属于服饰配件，搭配衬衣及西装使用，可以增加美观性。

8. 带假发的帽子（图5-22）

（1）适用人群：适用于手功能或上肢功能障碍患者，以及对自己发型不自信者。

（2）功能特点：帮助对自己形象要求较高的患者建立自信，多种颜色及样式可选择，逼真，保暖。穿戴方法与帽子同样简单，一扣即可。带假发的帽子属于服饰配件，增加美观性。

（二）穿脱衣物的辅助器具

1. 穿衣辅助杆（图5-23）

（1）适用人群：适用于偏瘫患者、上肢功能障碍患者或肩关节活动受限患者。

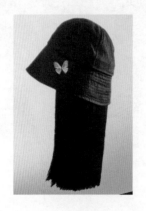
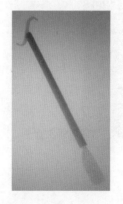

图5-22　带假发的帽子　　　　图5-23　穿衣辅助杆

（2）功能特点：塑料长手柄方便患者持握及远距离取物，健侧手持手柄一端，利用另一端配置的塑料小钩牵拉、支撑衣物，先穿患侧，再使用辅助杆从健侧肩部后上方牵拉衣领至健侧肩部，上肢穿过衣袖。穿衣辅助杆可全程辅助单手穿衣，降低功能障碍患者穿衣难度。某些产品另一端有鞋拔设计，可辅助穿鞋。穿衣辅助杆可代偿手功能，帮助不能独立穿衣的患者完成穿衣动作。

2.纽扣拉带器（图5-24）

（1）适用人群：适用于偏瘫患者、手指功能障碍患者。

（2）功能特点：手柄为木头或塑料材质，手柄粗大、圆钝，方便手持抓握，前端弧形环状套圈便于套住纽扣。使用时健侧手握住手柄，将纽扣器放入衣服纽扣外侧，圈套细端从扣眼进入套住纽扣，拉紧圈套从扣眼中穿过，将纽扣固定。纽扣拉带器可代替患者穿衣时进行的手部精细动作。

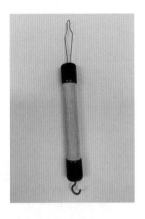
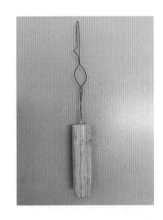

图5-24 纽扣拉带器

3.穿袜辅助器（图5-25）

（1）适用人群：适用于偏瘫患者、孕妇、腰部前屈受限患者、手指功能障碍患者。

（2）功能特点：主要为塑料或金属材质。穿袜辅助器底部为橡胶板，辅助固定于地面，减少器具滑动，将袜筒套在器具上，将足部放进袜筒里，向下滑，直至脚趾和后跟到达合适的位置，袜筒完全套在踝关节上方。对于活动范围受限患者来说，穿袜辅助器使用方便快捷可为各种原因导致无法用手协助穿袜时使用。

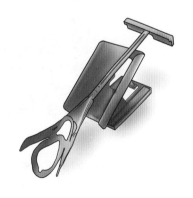

图5-25 穿袜辅助器

4.柔性穿袜器

（1）适用人群：适用于偏瘫患者、孕妇、腰部前屈受限患者、手指功能障碍患者。

（2）功能特点：材质为弹性塑料板，里层为尼龙材质，外层为毛巾布。拉绳长度约为 80 厘米。使用时避免弯腰或下蹲，先将袜子套在没有带子的一端，用手抓住带子尾部，将足掌伸进袜子里，然后拉上穿袜器，直至穿袜器脱离袜子。柔性穿袜器可为各种原因导致无法用手协助穿袜时使用。

5. 鞋拔（图 5-26）

（1）适用人群：适用于偏瘫患者、孕妇、老人、腰部前屈受限患者。

（2）功能特点：材质可为塑料、实木或不锈钢等，表面光滑。拔头弯曲弧度贴合足跟，顶端弯头设计，符合人体力学特点。足尖穿进鞋后，鞋拔固定鞋后跟处，再将足部全部穿进鞋内，最后撤出鞋拔。即使使用者不能弯腰，穿鞋也省力方便。鞋拔主要在穿鞋时无法弯腰时使用。

6. 鞋拔取物两用器（图 5-27）

（1）适用人群：适用于偏瘫患者、孕妇、老人、腰部前屈受限患者。

（2）功能特点：长柄设计，多为塑料材质，可远距离取物。一端为手柄，下方有弯钩，方便日常悬挂收纳，不占空间；另一端为钳嘴，钳口开合宽度约 8 厘米，手柄处采用按压设计，按压可开合钳嘴。鞋拔取物两用器除了远处取物，也可协助穿鞋。此辅助器为塑料材质，需远离火源及避免暴晒，以防变形。鞋拔取物两用器主要在穿鞋时无法弯腰和远处取物时使用。

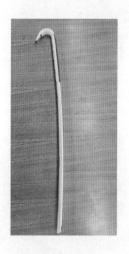

图 5-26　鞋拔

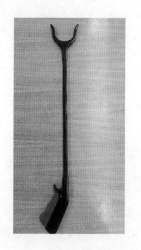

图 5-27　鞋拔取物两用器

（三）特殊纽扣辅助器

1. 安全别针（图 5-28）

（1）适用人群：适用于偏瘫患者、使用纽扣有困难患者、视物模糊患者。

（2）功能特点：材料为软塑料。安全别针可防锐器伤，颜色鲜艳，方便识别，大小可选择，视患者手功能灵巧程度而定。可将其颜色与使用位置固定，便于寻找。

安全别针可用于无纽扣织物，固定织物，如固定披肩、围巾、小毛毯等。轻压一下将一侧针骨脱离安全扣里，将别针展开，脱离的针端穿入需要固定织物的位置，再将针骨按入安全扣里；解开时顺序相反，操作简单。安全别针可以代替纽扣功能，可用于毛衣及针织衣物。

2.暗扣（图5-29）

（1）适用人群：适用于偏瘫患者、使用普通纽扣有困难的患者。

（2）功能特点：材料可为塑料或金属材质。暗扣的大小可选择，视患者的手功能灵巧程度和视力情况而定。暗扣分为子扣和母扣。使用者分别将子扣和母扣缝制在衣物上，位置对齐。需要扣上衣物时，将子扣与母扣对准，轻轻一压即可；解开时将手指靠近暗扣，用力分开子母扣即可，操作简单方便。暗扣可以代替纽扣功能，可用于毛衣及针织衣物。

3.磁铁暗扣（图5-30）

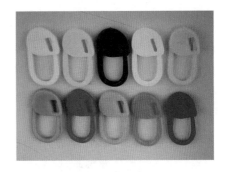

图5-28　安全别针

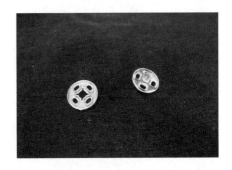

图5-29　暗扣

（1）适用人群：适用于偏瘫患者、肌力下降患者、使用普通纽扣有困难的患者。

（2）功能特点：材料为金属材质，中心为磁铁设计。磁铁暗扣也分为子扣和母扣，一面正极，一面负极，有强烈的相互吸引力。使用者分别将子扣和母扣缝制在衣物上，位置对齐。需要扣上衣物时，将子扣与母扣靠近对准，暗扣自带磁铁吸力，可自动闭合；解开时将手指靠近暗扣，用力分开子母扣即可，操作简单，使用方便。磁铁暗扣可以代替纽扣及暗扣功能，可用于各种外套大衣等。

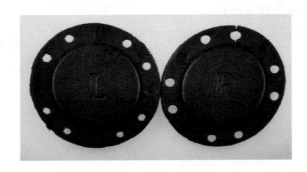

图5-30　磁铁暗扣

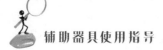

4. 挂钩对扣（图 5-31）

（1）适用人群：适用于偏瘫患者、肌力下降患者、使用普通暗扣有困难的患者。

（2）功能特点：材料多为金属材质，不易变形。挂钩对扣有各种尺寸，大尺寸可用于外套、大衣，小尺寸可用于裤子、内衣，样式多种多样，可根据个人喜好及衣物风格随意搭配。挂钩对扣可分为子扣和母扣。使用者分别将子扣和母扣缝制在衣物上，位置

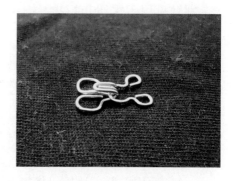

图 5-31　挂钩对扣

对齐。需要扣上衣物时，将子扣与母扣靠近，将子扣前端弯钩穿入母扣即可；解开时将子扣退出母扣。操作简单、方便。挂钩对扣可以代替纽扣及暗扣功能，可用于各种外套、大衣、裤子、内衣等。

5. 魔术贴

（1）适用人群：适用于偏瘫患者、肌力下降患者、使用普通纽扣有困难的患者。

（2）功能特点：材料为尼龙材质。长度、宽窄及颜色可根据使用者所需自由选择或裁剪。魔术贴不易变形，分为勾面和毛面。后背可选择粘接款或非粘接款。粘接款可直接粘衣物及其他物品；非粘接款需要缝合于物体表面，先分别将勾面和毛面固定于衣物上，需要粘接衣物时，将位置对齐，将勾面与毛面靠近、粘贴即可。魔术贴可以代替纽扣及暗扣功能，可用于各种外套及鞋、裤、包、窗帘等。

（四）指甲护理辅助器具

1. 电动指甲剪（图 5-32）

（1）适用人群：适用于老人、三岁以上儿童、手功能障碍者、视力模糊者。

（2）功能特点：电动指甲剪体积小，携带方便。可充电使用，按压开关即可开机或关机，操作简单。使用前用小刷子清洁修剪器，确保电量充足。清洁需要修剪的指甲时，打开电源开关，将指甲贴入修剪器，逐渐移动机器，切勿长时间停留在同一部位，以免指甲被过度修剪。电动指甲剪可实现磨、剪同步。使用后将收纳盒内的指甲屑倾倒干净，再次用小刷清洁修剪器，以备下次使用。电动指甲剪比传统指甲剪能更安全快捷地修剪指甲。

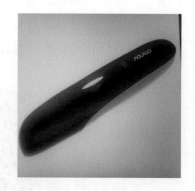

图 5-32　电动指甲剪

2. 带放大镜指甲剪（图 5-33）

（1）适用人群：适用于老人、视力模糊者。

（2）功能特点：带放大镜指甲剪为碳钢材质，抽拉式塑料外盖设计，方便收集指甲屑，避免指甲屑乱飞，并加大指甲剪尺寸，增加使用时手感，防止滑落。带放大镜指甲剪自带放大镜，修剪指甲时可用于放大修剪指甲部位，防止因视物模糊而剪伤手指。带放大镜指甲剪可以代替传统指甲剪修剪指甲。

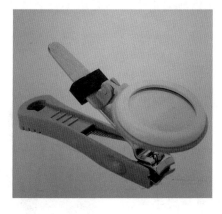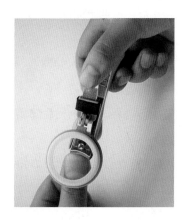

图 5-33 带放大镜指甲剪

3. 带放大镜照明指甲剪（图 5-34）

（1）适用人群：适用于老人、视力模糊者、手抖或手指功能障碍患者。

（2）功能特点：带放大镜照明指甲剪设计了防滑底座，可放于桌面固定不滑动，避免因手抖而剪伤皮肤的风险。定位手托能有效防止手指挪动，防止剪伤皮肤，缓解手指悬空吃力。内置 LED 灯及放大镜，能让使用者的视线更加明亮清晰，防止视线模糊。带放大镜照明指甲剪可以代替传统指甲剪，在光线不明亮或手指稳定性不佳时使用，且能用于单手人士。

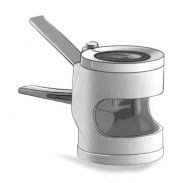

图 5-34 带放大镜照明指甲剪

4. 带吸盘指甲刷

（1）适用人群：适用于单手人士、上肢截肢患者、上肢功能障碍导致抓握能力受限者、手部肌力差者、手部灵巧度下降者。

（2）功能特点：刷子底部有大吸盘，可以保证将其稳固地吸附于光滑平面，并在使用时保持水平。使用者只需来回挪动需要清洁的手或手指，即可达到清洁的目的。毛刷一侧的刷毛较为短硬，更容易清理指甲下方；另一侧刷毛更长、更柔软，可用于清洁手指和手掌。带吸盘指甲刷主要在需单手彻底清洁手部和指甲时使用。

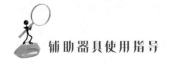

5.带吸盘指甲砂锉

（1）适用人群：适用于单手人士、上肢截肢患者、上肢功能障碍导致抓握能力受限者、手部肌力差者、手部灵巧度下降者。

（2）功能特点：锉板底部有大吸盘，可以将其固定于光滑平面并在使用时保持水平。砂锉多为两种不同粗糙程度的金刚砂，较粗的金刚砂可用于打磨修型，较为细腻的金刚砂可用于抛光指甲。使用时将指甲断端在砂锉上面来回移动便可轻松打磨修型及抛光。带吸盘指甲砂锉主要在修剪完指甲后需要单手打磨或修型指甲断端时使用。

（五）化妆修面护理辅助器具

1.自动眉夹镊子（图 5-35）

（1）适用人群：可用于手部精细活动能力和抓握能力受限者。

（2）功能特点：创新双层眉镊加弹簧设计，使眉夹耐用省力，加粗、加长外壳，增强使用者手感，提高使用者抓握能力。使用者在使用时有弹簧般手感，捏紧外壳，眉夹自动往后缩，就能轻松拔下毛发。自动眉夹镊子可用于修整眉形及胡须。

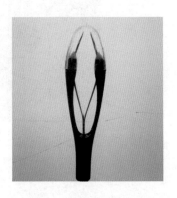

图 5-35　自动眉夹镊子

2.延伸镜

（1）适用人群：适用于视力低下者、行动不便者。

（2）功能特点：镜子两面均可使用，通常一面为正常倍数，另一面为 8 倍放大倍数，可旋转切换。延伸镜有光学防雾设计，可以防阴影处理；带 LED 补光灯，防止光线暗视物不清；触摸式开关灯光，可随意调节亮度，电池或 USB 充电均可；三节式延长手臂，可将镜子移动至靠近身体或任意需要的位置。延伸镜可用于修饰整理面部、化妆、梳头等。

3.电动剃须刀固定器

（1）适用人群：适用于手功能障碍者、不能抓握者。

（2）功能特点：设计手掌持握带，能帮助患者固定剃须刀在手上，患者只需移动手掌或手腕便可清理胡须，持握带可调节大小及松紧度，能适配多种型号的电动剃须刀。

三、使用日常穿衣修饰辅助器具的注意事项

（1）患者在选择衣物时尽量避免选择套头衫或过紧的衣衫，防止增加使用者的穿脱难度。建议选择吸汗力强的棉质宽松的开襟衫，方便患者自行穿脱。

（2）为了提高患者的自理能力，避免出现失用综合征，家属应鼓励患者尽可能利用自身的残存功能和选择合适的辅助器具主动穿衣。

（3）根据患者自身的功能特点，合理改造或设计适合患者的衣服，例如，用魔术贴替代衣服纽扣，裤腿采用侧开设计等。

（4）选择鞋类时应选择合适轻便的鞋子，并用松紧带代替普通的鞋带。

（5）为了增加患者的自信心，改变因疾病放弃自我及自身形象的心理，尽量使患者养成每日进行自我修饰的习惯，打理好自己，重新开始，体现自身价值。

四、日常穿脱衣服修饰训练指导

穿脱衣服是日常生活中必不可少的动作，不能独立完成穿脱衣服的患者，多数均可通过指导训练来独立完成。患者应了解穿脱衣服障碍的表现、原因，有针对性地进行训练指导。

（一）穿脱上衣训练方法

训练穿衣时，先穿患侧；脱衣时，先脱健侧。

1. 上肢和躯干关节活动受限、肌力低下者　①选择穿轻便、宽松的上衣。②选择前面开襟的衣服。③穿开襟上衣时不解开衣服下部的扣子，按套头衫类衣服穿脱。④穿开襟上衣时，患者取坐位，如果平衡不稳定时应给予协助，先用健侧手找到衣领，将衣领朝前平铺于双膝上，患侧袖子垂直放于双腿间，患侧手伸入袖内；将衣领拉至肩上；健侧手转至身后将另一侧衣袖拉到健侧斜上方；穿入健侧上肢；系好扣子。脱开襟上衣时，过程相反，健侧手解开扣子，健侧手脱患侧衣袖至肩下，再脱健侧衣袖至肩，两侧自然下滑脱出健侧手，再脱出患侧手。

2. 上肢和躯干协调障碍患者　①选择穿宽松的服装。②穿头套式上衣，前开襟上衣可按套头式服装穿脱。③使用尼龙搭扣。④必要时可选用较大的按钮或扣子。⑤使用拉链拉环。

3. 一侧肢体偏瘫、身体障碍者　①穿轻便、宽松的上衣。②穿前开襟衣衫时，先穿患侧，后穿健侧；脱衣时，先脱健侧，再脱患侧。③穿脱头套式上衣时，患者取坐位，用健侧手先将上衣平铺于健侧大腿上，衣领放于远端，患侧袖子垂直放于双腿之间；患手插入衣袖，并将手伸入袖口，健侧手可将患肢袖口拉至肘以上；将健侧手伸入衣袖并伸出；健侧手将套头衫背面举过头顶；头从领口钻出；整理好衣服。脱衣时，先将衣服后身部分向上拉至胸部以上，再用健手拉住衣服背部，使衣服从头部后方向前脱出，先退出头部，再退出健侧手，最后退出患侧手。

（二）穿脱裤子、鞋、袜训练方法

1. 穿脱裤子　穿裤子时，患者取坐位，用健侧手从腘窝处将患侧腿缓慢抬起

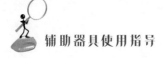

放于健侧腿上，患侧腿呈屈髋、屈膝状态；用健侧手先穿患侧裤腿，拉至膝盖以上，放下患侧腿，全脚着地；再穿健侧腿，拉至膝上；双足着地，站起向上提拉裤子至腰部；健侧手整理系皮带。脱裤子时，患者取坐位，松解腰带或皮带；站起后裤子自然落下；坐下，先脱健侧裤腿，再脱患侧裤腿；健侧腿从地上挑起裤子，整理放好。平衡功能较好的患者可以采用坐—站式穿脱，平衡功能较差者可采取坐—卧时穿脱。

2. 穿脱鞋、袜　患者取坐位，用健侧手从腘窝处将患侧腿抬起放置于健侧腿上，健侧手为患侧足穿鞋、袜，穿好后放下患侧腿，全脚着地，重心转移至患侧腿，将健侧腿放在患侧腿上，穿好健侧鞋、袜。脱鞋、袜时，顺序正好相反。

3. 下肢及躯干活动受限时，可选择辅助器具辅助穿脱　①穿轻便、宽松的裤子；②选用吊带裤、袜代替穿裤、袜的拉襻；③选松紧口的鞋；④选用长柄鞋拔、穿袜辅助器具、纽扣牵引器等；⑤选用尼龙搭扣代替扣子、鞋带、拉链等。

（三）修饰训练指导

修饰主要包括梳头、洗脸、口腔卫生（刷牙、漱口）。对患者而言，全身症状较为稳定，健侧肢体肌力良好，能够坐在轮椅上尽快完成个人卫生的训练，可以极大限度地提高患者的生活自理能力，增强患者康复的信心。训练方法如下：

1. 上肢及颈部关节活动受限者　①用健侧手辅助患侧手进行梳洗，坐于水池前，健侧手打开水龙头放水，感觉并调节水温，用健侧手洗脸、洗患侧手及前臂。洗健侧手时，可将患侧手贴于水池边上或将毛巾固定于水池边缘。使用按压式洗手液，健侧手及前臂在毛巾上揉搓。②打开某些盖子如牙膏盖时，可用嘴打开，或借助身体将其固定（如用膝盖夹住），用健侧手将盖旋开。刷牙动作可用健侧手完成，必要时选用电动牙刷。③选用手柄加长或成角的牙刷、梳子。

2. 不能拿起并抓握住梳洗用具者　①可选用万能套袖，里面放置牙刷等；②选用手柄加长或加粗的牙刷、梳子；③在剃须刀上安置便于持握的结构；④剪指甲时，选用带有固定板的指甲剪，将其固定于木板上，木板固定于桌面上，再进行操作。

3. 双手无法配合者　①拧毛巾时，将毛巾套在水龙头上或患侧前臂上，用健侧手将两端合拢，往一个方向拧干即可；②选用带有吸盘的牙刷或刷子，固定于水池边缘，再进行操作。

（宋　竹　梅松利）

第五节 日常卫浴类辅助器具使用指导

一、日常卫浴类辅助器具的分类

日常卫浴类辅助器具可以帮助患者顺利完成如厕或洗浴动作，有助于患者提高生活自理能力及生活质量，形成积极向上的生活心态。日常卫浴类辅助器具从功能上可分为三大类：洗漱辅助器具、洗浴辅助器具、便器辅助器具。

二、日常卫浴类辅助器具的适用人群及功能特点

（一）洗漱辅助器具

1.电动牙刷

（1）适用人群：适用于手功能障碍者、手灵巧度下降者。

（2）功能特点：采用柔性声波震动高速对牙齿进行刷洗，去除牙菌斑和牙缝里的细菌，也可作为刷牙计时器。牙科医生推荐的刷牙时间为3分钟，此牙刷使用3分钟后自动断电停止。一般配件含有两个牙刷头和一个充电座。

2.3D牙刷（图5-36）

（1）适用人群：适用于手功能障碍者、手灵巧度下降者。

（2）功能特点：三面刷头，患者无须腕关节过多活动便可多角度同时深入清洁牙龈沟和牙缝。牙刷柄为V形弹力支架设计，可随牙齿的宽窄自动调整刷毛角度。

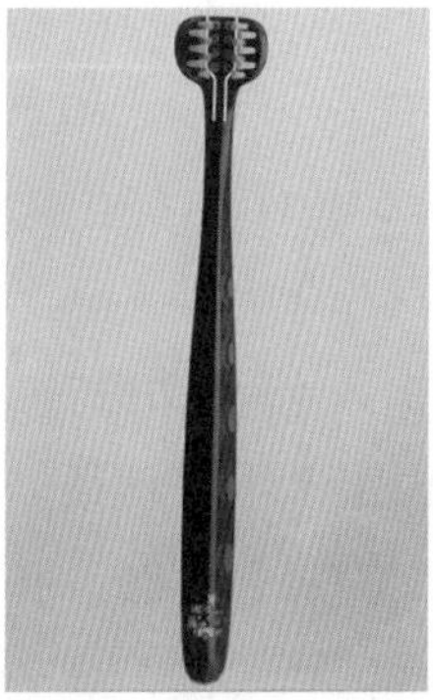

3.自动牙膏挤压器（图5-37）

（1）适用人群：适用于手功能障碍者、手灵巧度或肌力下降者。

图5-36 3D牙刷

（2）功能特点：传统挤牙膏的方法需要手指协作完成，使用自动牙膏挤压器只需要把牙膏管放入挤机器主体，直接用牙刷或用手指按压机器的"取膏"键即可。同样还可以用于挤压管径相符的洗面奶、护手霜等，操作简单方便。

（二）洗浴辅助器具

1.硅胶搓澡巾（图5-38）

（1）适用人群：适用于肩关节活动受限者、上肢活动能力下降者。

（2）功能特点：制作材料为硅胶材质，清洗后通风晾晒就可避免细菌滋生。该澡巾为双面，近千根细密硅胶毛刷，触感柔软，可以深层清洁污垢。按摩面为大硅胶颗粒凸起，在快速清洁身体的同时还具有按摩功能。其双头手柄设计可轻松揉

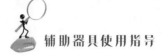
搓后背，角度也可随意调整。

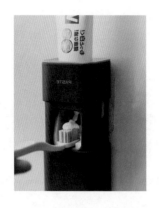
图 5-37 自动牙膏挤压器

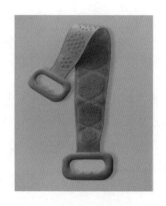
图 5-38 硅胶搓澡巾

2. 长柄洗澡刷（图 5-39）

（1）适用人群：适用于偏瘫或上肢截肢患者、双手协调障碍者、不能弯腰的体力低下者。

（2）功能特点：手柄为有一定弯曲度的木质材料，或是可随意调整各种弯曲角度的铝材质，可使手臂活动受限患者更容易清洁后背及其他需要洗浴的部位。海绵球可为塑料海绵材质或植物海绵（丝瓜络），泡沫丰富，去油脂和去污能力强。

3. 浴室搓脚垫（图 5-40）

（1）适用人群：适用于偏瘫或上肢截肢患者、双手协调障碍者、不能弯腰的体力低下者。

（2）功能特点：制作材料为塑料或硅胶材质，3D 立体设计，底部有多个吸盘，固定于浴室地面，不晃动，解放双手。清洗毛长短及软硬度设计较科学，能充分清洗脚底、脚趾、脚后跟等各个部位，比传统洗脚更干净。浴室搓脚垫在洗脚同时按摩脚底穴位，刺激脚底血液循环，可使全身放松。

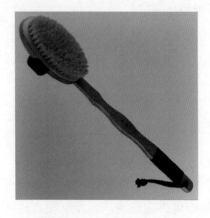
图 5-39 长柄洗澡刷

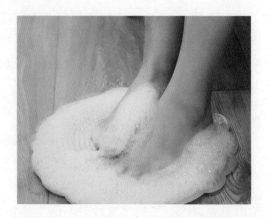
图 5-40 浴室搓脚垫

4. 搓脚拖鞋（图 5-41）

（1）适用人群：适用于偏瘫或上肢截肢患者、双手协调障碍者、不能弯腰的体力低下者。

（2）功能特点：制作材料为塑料材质，底部有多个吸盘，可牢固地固定于光滑地面。拖鞋上下都设计有毛刷，不弯腰，不用手，便可彻底清洁脚背、脚底及脚趾缝。后跟处镶嵌有磨脚石，可协助去除死皮。建议患者坐位使用，可增加其舒适度，也可避免拖鞋毛刷被压弯。

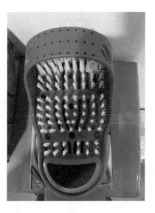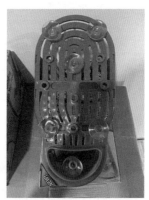

图 5-41　搓脚拖鞋

5. 洗浴椅（图 5-42）

（1）适用人群：适用于偏瘫或截瘫患者、下肢肌力差及因各种原因不能站立者。

（2）功能特点：制作材料为塑料及不锈钢材质。四条椅腿底部为吸盘防滑设计，部分椅子可折叠，不占空间，可按需求调节椅子高度。椅子坐板为防滑坐板，带孔排水，部分坐板有凹型设计，便于女性患者清洗会阴部。坐位平衡功能不佳或年老体弱者应选择有扶手的洗浴凳，更有效地保护患者安全。

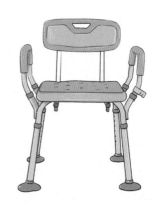

图 5-42　洗浴凳

6. 洗浴床（图 5-43）

（1）适用人群：适用于自理能力重度依赖他人的患者、偏瘫或截瘫患者、全身肌力差者因各种原因不能站立及坐位的患者。

（2）功能特点：制作材料为聚酯纤维防水材料和不锈钢材质。床面为防水泡沫垫，设计有排水孔，方便排出污水。普通洗浴床功能单一，四周无护栏设计，部分洗浴床有护栏和护栏锁定插销，保证洗浴时患者的安全。床下有 4~6 个万向轮，便于床体移动。洗浴床体积较大，主要用于重症患者或严重肢体障碍老人的护理。

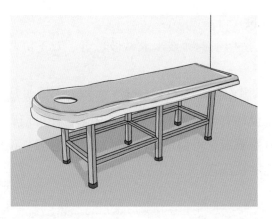

图 5-43　洗浴床

（三）便器辅助器具

1. 智能坐便器（图 5-44）

（1）适用人群：适用于偏瘫或截瘫患者、肢体功能障碍者、年老体弱者。

（2）功能特点：人体靠近马桶或离开时，马桶盖自动开闭，具有便后自动冲洗的功能。使用者可单独安装智能马桶盖，在马桶盖的侧边安装操作控制面板，包括加热、喷水、电源按键等，打开盖子自动连接电源，通过各种按键实现加热、冲洗、烘干、喷水等功能。

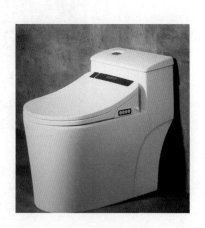

图 5-44　智能坐便器

2. 坐便椅（图 5-45）

（1）适用人群：适用于偏瘫或截瘫患者、肢体功能障碍者、年老体弱者。

（2）功能特点：坐面板多为防水材料，内包裹海绵，软硬适中。坐垫凹槽设计，方便拿取与安装。配备的塑料桶用于装患者的排泄污物。双侧扶手方便协助患者起身，并和靠背一起保护患者安全。坐便椅分为普通坐便椅和带轮坐便椅。带轮坐便椅可以轻松移动至所需位置，如蹲厕上、马桶上及床边，其他功能与普通坐便椅一样。部分轮椅坐面板也有凹槽设计，具备坐便椅的功能。

3. 卫生间扶手（图 5-46）

（1）适用人群：适用于偏瘫或截瘫患者、肢体功能障碍者、年老体弱者。

（2）功能特点：制作材料多为不锈钢或铝合金材质，防锈、防腐，扶手高度可调节，辅助如厕蹲起，也可防止跌倒。打孔植入扶手大部分可以折叠收纳，不占空间，可减少磕碰；无打孔植入扶手支架移动灵活，移动到所需位置后底部吸盘与地面固定。卫生间扶手适合下肢活动障碍者或蹲起弯腰困难的老人使用。

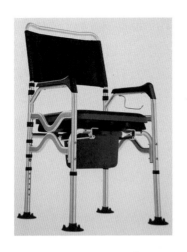

图 5-45　坐便椅

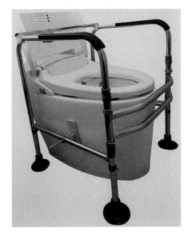

图 5-46　卫生间扶手

2.便盆（图 5-47）

（1）适用人群：适用于偏瘫或截瘫患者，不能转移或不能坐起的年老体弱者。

（2）功能特点：制作材料为塑料材质。整体为倾斜设计，能轻松塞入臀部，腰部也有饱满支撑，更舒适，与皮肤贴合处有绒布覆盖，贴肤不凉。患者配合轻抬臀部即可放入便盆；对于无力抬臀的患者，家属可帮助其抬高臀部，塞入便盆。

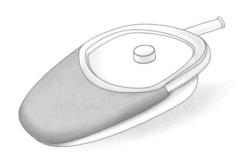

图 5-47　便盆

三、使用日常卫浴类辅助器具的注意事项

患者在日常生活中出现诸多不便，如洗澡、如厕困难，患者四肢不够灵活，洗澡时很难能单独清洁干净，甚至会在洗浴间发生跌倒，这些会对患者的清洁健康产生不利影响，需要利用各种辅助器具帮助患者定期进行身体清洁。

（1）为患者做好解释说明，告知患者使用辅助器具对安全保障的重要性，取得患者的配合，让患者从心理上接受辅助器具的使用，并参与辅助器具的选择。辅助器具使用者是使用辅助器具类型的最终决定者。

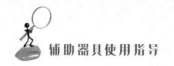

（2）正确评估患者的残存功能以及辅助器具功能的安全性，确保辅助器具使用过程中的安全。尽量使用简单有效的方法，并仔细交代辅助器具使用的注意事项。

（3）定期检查辅助器具的安全性和使用寿命，及时更新换代，保证辅助器具的正常安全使用，降低安全隐患。

（4）在整个洗澡或如厕过程中都要强调安全，防跌倒尤其重要。建议在厕所或洗浴间铺上防滑垫，安装扶手。

四、沐浴、如厕训练指导

（一）洗澡训练

洗澡是一项复杂的日常生活活动，需要患者良好的坐位平衡能力，因为浴室里湿滑的环境将会减少患者的稳定性。洗澡活动及动作分析可根据提供的设施和个人的习惯来制订。

（1）准备洗澡要换的衣物，准备好衣服，将衣服收纳于防水塑料袋或防水篮里，并挂在易拿取的位置。

（2）转移至浴室，将地方做防滑处理，使用防滑垫或充分利用浴室扶手。

（3）沐浴用水的准备：打开水龙头先放出冷水，再放出热水，以防烫伤。用感觉无异常的肢体感觉水温，调节好水温，将水装于水桶或浴桶里。

（4）脱掉衣服(具体见脱衣服、裤子步骤)：脱衣服时尽可能坐在沐浴凳上完成。将洗浴用品如沐浴露、毛巾等放在自己易拿取的位置。

（5）坐在沐浴凳上，注意控制躯干平衡，将小腿和足部放在水桶里。

（6）淋湿身体，取沐浴露或香皂充分揉搓身体，可使用长柄刷、沐浴球或搓澡巾等帮助，揉搓结束后用清水将身体冲洗干净。

（7）使用毛巾擦干身体和浴凳，坐位穿上干净的衣服。如果一同居住的只有最亲近的人，也可以选择只穿内衣或用浴巾包裹住身体从浴室出来，到安全宽敞的地方再穿上衣服。

（二）如厕训练

大小便管理对于患者来说是必不可少的日常生活活动。患者通过使用便盆、坐便椅、如厕转移来完成这项活动，其中床上使用便盆需要在桥式姿势下脱裤子，使用坐便椅需先评估患者能够完成床椅转移，再是穿脱裤子。

（1）从床上或椅子上转移到厕所，根据患者个体情况，可选择使用助行器或轮椅。

（2）使用助行器的患者可直接走到坐便器旁，脱下裤子，从健侧转身，转移坐到坐便器上。使用坐面板有凹槽的轮椅患者，可脱下裤子，取下凹槽板，将塑料便桶安装于轮椅坐面板下方，接住患者的排泄污物。

（3）解完便后，智能马桶可自动用水清洁会阴部，其他用厕纸完成清洁后穿上裤子。

（4）使用助行器的患者从坐便器上扶住扶手站起，冲马桶，转身使用助行器离开。使用轮椅的患者取下塑料便桶，倒掉排泄物，清洁便桶后离开厕所。

（宋　竹　梅松利）

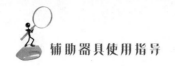

第六章　信息沟通类辅助器具使用指导

第一节　信息沟通类辅助器具的基本概念

一、信息沟通类辅助器具概述

信息是客观世界中事物特征、状态及发展变化的直接或间接的反映。整个物质世界和人类社会充满信息和信息交换，人们的衣、食、住、行等一切活动都离不开信息。信息的表现形式多种多样，数字、文字、语言、声音、光、符号、图形、报表等都能表示信息。完成信息沟通需要依靠人体的视、听、说等能力，只要某一方面存在缺陷，都有可能导致信息沟通的失败或无效，使得这部分人群的生活、工作均受到一定程度的影响，这就需要依靠某些辅助器具来补偿或替代相应的功能，完成信息的沟通交流。简单来说，信息沟通类辅助器具是指运用辅助器具，为有信息沟通障碍的人提供有效的沟通途径和方法。

二、信息沟通类辅助器具分类

信息沟通类辅助器具基本按照障碍部位分为以视障辅助器具、听障辅助器具和智能辅助器具。

（吴娟怿　李艾娟）

第二节　视障辅助器具使用指导

一、视障辅助器具概述

视障人士在周围环境中的活动和参与能力下降，任何一种可以补偿或代偿这种受损能力的装置或设备都可以称为视障辅助器具，简称视障辅具。运用视障辅具可以使视力障碍的影响降至最低，进而使视障人士能够更好、更有效地利用现存的视力，提高学习、生活的能力，从而提高生活质量和社会参与能力。

视障辅具又分为视觉性辅助器具和非视觉性辅助器具（图6-1）。视觉性辅助器具即助视器，是可以改善视障人士功能性视力的任何一种装置或设备。简单来说能使低视力患者看清楚原本看不见或看不清的东西。视觉性辅助器具包括光学助视器、电子助视器、非光学助视器等。非视觉性辅助器具即盲用辅具，是利用视觉以外的其他感官功能代偿，提高视障人士活动能力的装置或设备。非视觉性辅助器具包括听觉补偿、触觉补偿等。

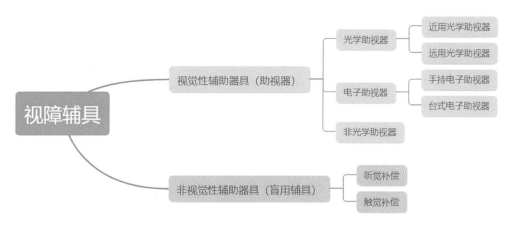

图6-1 视障辅具分类

二、视觉性辅助器具（助视器）

（一）光学助视器

光学助视器是指通过光学原理或方法提高视障人士视觉活动水平的器械或装置，通常根据其使用距离分为近用光学助视器和远用光学助视器。

1. 近用光学助视器

（1）放大原理：运用其增大目标在视网膜上成像的原理，达到放大物像的作用，主要有4种方法：①相对体积放大作用，当实际目标增大时，视网膜成像也随之增大，两者关系成正比，也可以说目标增大几倍，视网膜成像便增加几倍。常见的有大字印刷品，如大字书、大字报纸。②相对距离放大作用，当目标向眼睛移近时，视网膜成像也随之增大，如将书刊向眼睛移近而产生放大作用。③角放大作用，是物体通过光学系统后视网膜成像的大小，与不通过光学系统视网膜成像大小的比值，如放大镜。④投影放大作用，即将目标投影到相应的屏幕上，如投影仪、幻灯片、闭路电视等。

（2）分类及运用：近用光学助视器主要包括眼镜式助视器（球镜、柱镜、三棱镜等）、放大镜（手持式放大镜、胸挂式放大镜、镇纸式放大镜）。

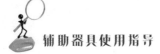

眼镜式助视器（图6-2）由镜架和镜片两部分组成。镜架款式包括全框、半框、无框，镜片类型包括单焦点、双焦点、多焦点、渐近多焦点。眼镜式助视器用于矫正屈光不正、斜视、辐辏功能障碍等。

普通眼镜式助视器与一般眼镜在外观上没有明显的区别，只是屈光度数较大。

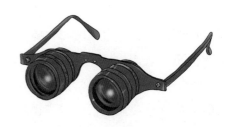

图6-2 眼镜式助视器

优点：在阅读的过程中其双手、双眼可以自由使用，促进手眼协调，视物清晰、自然，符合大众审美，是目前视障人士最容易接受的助视器，基本可以满足患者长时间阅读的需求；在所有的凸透镜助视器中，其视野最宽，保留了双眼的视觉。缺点：镜片如超过+10.0D或+12.0D，则常难以达到双眼同视，只能用单眼看目标，+14.0D的视障人士只能在视力较好侧眼戴凸透镜，而且固定的光学中心可能降低旁中心注视效果，视野范围较为局限；凸透镜度数越高，阅读距离越近，最高度数的眼镜式助视器的阅读距离可在2.5厘米之内，较近的阅读距离会妨碍照明。透镜度数较高时，阅读速度会减慢；透镜度数增加时，视野逐渐缩小，若光学中心固定，对于偏中心注视的视障人士必须转动眼镜或歪头视物；透镜超过+10.0D时，患者会出现书写困难；高度正透镜产生的像差使得影像畸变或产生色散效应。目前眼镜式助视器多为双眼屈光度一致的正焦度较高的常规框架眼镜，焦度为+4.0~+20.0D。针对视障人士个性化的视物需求，部分视障人士需要定制镜片。

放大镜：①手持式放大镜，是一种以手持形式进行操作的放大镜，可分为带光源和不带光源两种类型，可进行折叠等多种操作方式（图6-3）。手持放大镜的屈光度在+4~+68D之间，便于使用者购物、阅读刻度盘和标签、识别货币等。光学放大镜的作用随着对比敏感度的增加而更加显著。通过上下调节放大镜与阅读物的距离，以及使用者眼睛与放大镜的距离，寻找适合使用者的放大倍数及最清晰的视物状态进行阅读。优点是携带方便，不需要过度调节；工作或阅读距离可以改变，可用于视野小的视障人士；放大倍数可以改变；适用于非中心注视视障人士使用；一般无须阅读眼镜；适用于短时间使用及阅读细小的材料；价格便宜，易于买到，使用方便；放在眼前可以做眼镜助视器使用；对照明要求不高。缺点是由于必须维持在正确的焦点距离才能获得最大的放大倍数，视障人士需要更换体位，且对于有手颤或关节僵硬症状的视障人士不合适，需占用一只手；像差较立式放大镜大；实际放大倍率低于理论放大倍率；视野较小，尤其在高倍放大时；阅读速度慢，不易有双眼单视；视障人士有手颤时，较难使用。②胸挂式放大镜，是一种可调节距离、解放双手进行近阅读的光学放大镜。镜面放大倍率由2.5倍及局部5倍组成，可分

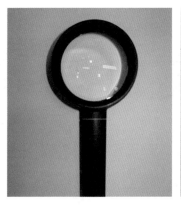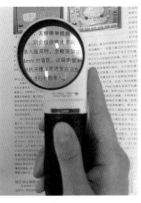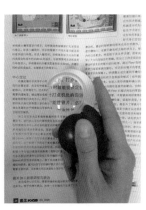

图6-3　各类型手持放大镜

为带光源及不带光源两类。通过放大镜底端支架挂在胸部，使用放大镜配置挂脖调节绳进行调整人眼与放大镜镜面的距离。它也要求使用者身体达到一定的平衡。优点是可以解放双手，具有两种放大倍率，带光源，可增强照明。缺点是注视眼和胸挂式放大镜的相对距离固定，助视器需要挂在脖颈上。③镇纸式放大镜，又称Visoet放大镜，由透明介质材料制作，结构为一面制成凸球面硅而非凹球面，另一面制成焦量小得多的凹面。将其压贴在阅读物上，使用者可寻找最清晰点进行阅读（图6-4）。优点是使用镇纸式放大镜时，可以不受双眼融像的影响，使用简便；适用于短时间精细工作；适用于儿童或不能手持放大镜的成人；可与标准阅读眼镜联合使用；适用于视野受限者，后表面定量设计的凹面具有一定消像差的作用。缺点是视野小，用镇纸放大镜需要书架，以防坐姿不良。

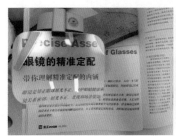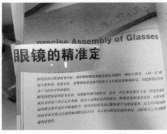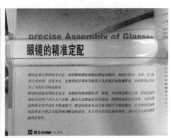

图6-4　各类型镇纸式放大镜

2.远用光学助视器　主要是中远距离眼镜式助视器和望远镜(包括单筒望远镜、双筒望远镜）等。

（1）中远距离眼镜式助视器：外观与常规框架眼镜相似，左右两边分别由前后两片镜片组成，工作原理跟单筒望远镜相同，通过旋转拉伸两块镜片的距离进行视物目标的放大与缩小（图6-5）。使用时先遮盖一只眼，再调节另一只眼的清晰度，调节好后遮盖已调好的，再进行另一个镜片的调节。优点是使用时最远可清晰

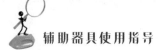
观察 3 米处目标物，主要用于看电视等中距离。缺点是由于中远距离眼镜式助视器瞳孔距离固定，目镜面弯曲度较大，若视障人士头部较大，可能会由于两个镜片系统的光轴不平行而发生重影。

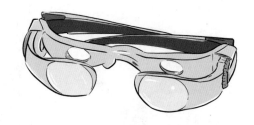

图 6-5　中远距离眼镜式助视器

（2）望远镜：望远镜系统是由物镜和目镜两个光学系统组成，物镜为注视目标的正透镜，目镜靠近注视眼且焦度比物镜大得多（图 6-6）。根据目镜的类型，望远镜可分为伽利略望远镜和开普勒望远镜。若目镜为正透镜，则为开普勒望远镜；若目镜是负透镜，则为伽利略望远镜。望远镜还可分为单筒望远镜和双筒望远镜。单筒望远镜可以调节焦距，视物范围为眼前 30 厘米到无限远，携带及使用都很方便；但因其倍率高，故视野小，不便于在走路时使用，不支持双眼视觉。双筒望远镜，在使用时通过旋转镜身达到视物最清晰点进行视物。其优缺点同单筒望远镜，但望远镜支持双眼视觉，普遍重量较重，不便于携带。

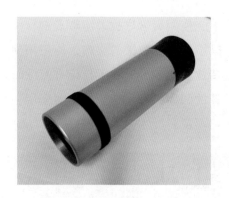
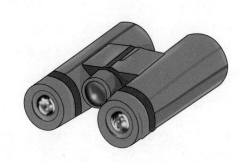

图 6-6　单筒望远镜、双筒望远镜

（二）电子助视器

电子助视器包括手持式电子助视器和台式电子助视器。这类助视器性能稳定，功能先进，能够较好地弥补低视力患者的视力缺陷，为患者提供很大的帮助，使患者独立阅读变得更简单可行。但是这类助视器普遍价格较高。

1. **手持式电子助视器**　是一种便携、自带屏幕机体、内嵌摄像头的手持电子助视器（图 6-7）。大部分为近用，部分具有远用功能。可通过内嵌摄像头压贴目标内容传输至机体屏幕，使用按键操作进行放大或缩小、改变对比度等设置改善目标内容的阅读环境，提高阅读效率。在使用时要掌握摄像头的位置，通过借鉴物来掌握换行的方法。手持式电子助视器的画面清晰，无像差，亮度、放大倍率均可调，底色可变化，也可改变目标物对比度，适合不同低视力眼病患者，方便随身携带。

但是它的屏幕较小，阅读范围受限，所以多为近用。现在市面上部分平板电脑或手机内可安装助视软件，达到近用助视器的效果。

2.台式电子助视器　其通过外置摄像头将近或远的阅读目标传输至显示器中，对阅读目标进行放大、缩小或改变对比度等处理，提高视障人士的阅读功能。根据视障人士的自身情况设置放大倍率及对比度等功能要求，掌握视近或视远目标的阅读方式。优点：放大倍数高，比传统的一般光学助视器放大倍数高，有些闭路电视助视器的最高放大倍数为原物体的 60 倍，这是一般光学助视器无法达到的，且放大倍数变换也很容易；视野大，更有利于严重视力和视野损害的患者；可有正常的阅读距离和使用正常辐辏；对比度及亮度可以改变，可根据需要调节。缺点：不能随身携带，价格昂贵。

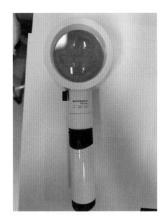 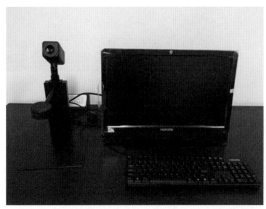

图 6-7　手持式电子助视器、台式电子助视器

（三）非光学助视器

1.滤过有害光线　滤光镜可以有效阻挡有害光线进入眼睛，提高对比敏感度，保护眼睛免受蓝光、紫外线等的辐射及干扰（图 6-8）。低视力专用滤光镜是一款佩戴矫正眼镜的同时也可佩戴的滤光镜。但因为有些镜片颜色稍深，视物时可能会失真。

2.改善照明　视障人士选择合适的照明有助于提高自身的舒适度、对比敏感度，在一定程度上提高视力。黄斑部损害、视神经萎缩、病理性近视等患者，常需较强的照明；白化病、先天性无虹膜角膜中央部混浊等患者，常需较暗的照明。

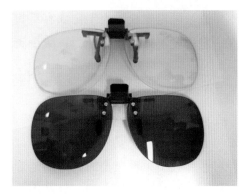

图 6-8　滤光镜

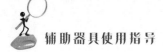

3.增加对比度　合理的家居环境改造，包括墙壁颜色、地面平坦无障碍、家具与环境色彩搭配、开关插座的标识，等等，可保护视障人士的行动安全，提高其生活的便捷性（图6-9）。对视障人士阅读或视物环境目标进行对比度改变，使目标物与环境有强烈的色彩反差，从而帮助视障人士更容易辨认。改造时要符合其视力情况、眼病特点、生活习惯等。

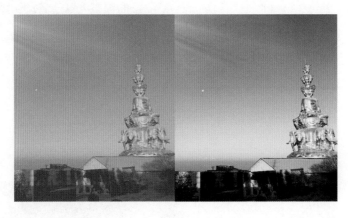

图6-9　增加对比度后的照片对比

4.放大目标物　注视目标越大，视障人士所张开的视角越大，越容易被患眼看清。尽量将患者需要阅读和辨认的物体加大尺寸，如大字印刷品、大字电话盘、大字日历、大字挂钟等（图6-10）。

5.减少目标物拥挤现象　可使用裂口器及线条标记减少目标物的拥挤现象。裂口器是一种专门为视障人士制作的阅读卡片。在整个深色的纸板上开一条窄长的缝隙，放于书籍或报刊上，只露出当前阅读的1~2行，由鲜艳颜色的纸板制成，裂口大小与相应文

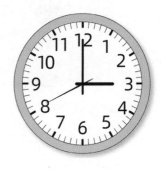

图6-10　大字挂钟

本相适。可以使视障人士更加容易找到文字，避开了整排文字的拥挤效应。裂口器在一定程度上可以提高视力，减少阅读带来的疲劳，但阅读范围受到限制。

三、非视觉性辅助器具（盲用辅具）

（一）听觉补偿

1.读屏软件　是专为视障人士或视力有障碍的人设计的屏幕朗读软件。读屏软件可通过数字大键盘上的几个功能键的切换，将屏幕文字及图片信息转换为语音，进行查找和处理文件、网页导航浏览，以及编辑和收发电子邮件等活动。

2.听书机　是一款通过按键操作、系统语音导航提示，将word等格式文档资

料进行语音朗读并可存储大量音乐、录音、定时设置语音时间等功能的有声电子产品（图6-11）。使用者可在使用中掌握基础按键功能设置，熟悉系统操作规律。听书机的功能较多，全程操作使用语音导航，体积轻巧、携带方便，但在操作上可能会比较繁琐。

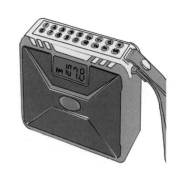

3. 语音寻物器　由遥控终端及3~9个语音标签组成的成套产品。使用者可将语音标签和物件匹配，并将物件的名称信息通过语音录入语音标签，在规定范围内按操作键即可听到匹配物件上语音标签的物件语

图6-11　听书机

音信息提示。使用者使用之前必须了解语音标签的编号及遥控终端的按键位置规律。遥控与语音标签之间的有效识别距离应低于15米，故语音寻物器在使用过程中会受到距离的限制。

（二）触觉补偿

1. 盲杖　通过延展触感代替探寻路况障碍，并反馈使用进行规避的一款行走辅助器具（图6-12）。盲杖包括直杖、折叠杖、伸缩杖、支撑杖；杖头包括旋杖、勾杖。使用者在使用时需要掌握盲杖的基本使用方法和定向行走培训。盲杖作为视物的替代物，用以探查路况，避免危险；提示行人及车辆；折叠设计方便携带，但有时不易被患者接受。盲杖的标准颜色是白色，盲杖的高度要根据使用者的身高来确定，一般是选择由地面到腰和肩连线中间的长度。

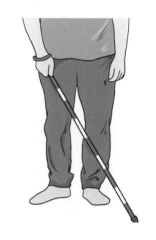

2. 盲文　或称点字、凸字，是专为视障人士设计、靠触觉感知的文字。透过点字板、点字机、点字打印机

图6-12　盲杖

等在纸张上制作出不同组合的凸点而组成。一般每一个方块的点字是由六点组成，通过盲文点显器，可将普通文字转换为可触摸的盲文，也可通过盲文书写器（包括盲字笔和盲写板）进行盲文书写。

四、视障辅助器具的适用人群

视障辅助器具的适用人群主要是视力障碍者。视力障碍是指由于各种原因导致双眼不同程度的视力损失或视野缩小，难以从事常人所能从事的工作、学习和其他活动。视力障碍的诊断需借助专业的眼科设备（如裂隙灯、检眼镜等）进行诊断与评估，其步骤包含盲和低视力（表6-1）的眼病诊断与评估。虽然因人而异，但是

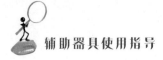

总体上应包括病史采集、视功能评估（可包含在病史采集内）、生存质量评估、康复需求评估等。

表 6-1 视力残疾的诊断分级

WHO 标准		国内标准		最佳矫正视力值
类别	级别	类别	级别	
盲	5	盲	一级盲	无光感
	4			0.02 > a ≥ 光感或视野半径 < 5°
	3		二级盲	0.05 > a ≥ 0.02 或视野半径 < 10°
低视力	2	低视力	一级低视力	0.1 > a ≥ 0.05
	1		二级低视力	0.3 > a ≥ 0.1

注：①盲或低视力均指双眼而言，若双眼视力不同，取视力较好一眼为准；②如果仅有一眼盲或低视力，另一眼视力 ≥ 0.3，则不属于视力残疾范围；③最佳矫正视力是指以适当镜片矫正所能达到的最好视力，或以针孔镜多测得的视力；④视野 < 10° 者，无论其视力如何，均属于盲。

五、常用视障辅具的使用训练指导

（一）远用助视器的训练准备方法及注意事项

远用助视器主要以望远镜为例。指导者在根据使用者自身的视觉条件制订计划之前，首先应该掌握以下基本原则：①了解各类助视器的工作原理、优缺点、临床应用及功能等。②了解使用者的视力、视野、色觉及对比敏感度等视功能情况。③了解使用者使用低视力助视器的主要目的和需求。④训练应遵循先易后难的原则，采用先静态后动态的训练目标，望远镜训练的倍数从小到大，即有些可能需要高倍数助视器的低视力使用者，训练开始阶段先给予低倍数的助视器。⑤训练时间应先短后逐渐延长。训练初期，时间可以短一些，以防患者产生视力或身体疲劳，避免心理抵触而影响训练效果。训练时可以让使用者了解助视器的用途和功能，避免使用者出现厌烦心理，当使用者逐步掌握熟练时，再延长训练时间。⑥训练房的场地应干净、简单，面积宽敞，阳光充足，光线太暗时可以利用人工照明。房间墙壁颜色应浅一些，地面颜色应深一些，以增加环境颜色的对比度；墙壁上的图片或目标色彩要明显，使用者裸眼看它们时可以看到大概情况，但要看清楚必须配合使用助视器；室内必须配备桌椅，使患者在训练时可以利用桌椅作为支撑。上述这些基本原则同样适用于近用助视器或近距离训练。

指导者在为进行患者训练时，不管是技术还是训练目标，都应遵循先易后难的原则；先室内后室外，先选低倍数的助视器再选高倍数的助视器；在训练中，指导者应事先考虑训练物体的大小、形状、室内反光情况、角度等；训练前，指导者和患者都应明确使用助视器训练的主要目的和要求；训练过程中，指导者应随时询问患者使用助视器时遇到的困难，并及时帮助患者解决，以及随时记录下患者的进步之处；患者若用眼去固定一个目标有困难，指导者应提供非视觉性装置（如音响等）来辅助患者完成训练或让患者利用自身的听觉或触觉等视力以外来补偿。在康复点进行训练时，若出现低视力患者对某种助视器使用不满意，可以随时进行更换；若患者拒绝使用，也可以再次预约或复试。在低视力门诊进行初步训练后，建议患者再回到家中或学校进一步训练，此时指导者应该与患者家属共同讨论低视力患者的视功能情况、助视器性能及使用方法等，指导者需要与家庭及学校合作，共同建立一个适合低视力患者的训练场所。

（二）远用助视器常用训练方法

1. 定位训练　是进一步观察的前提和基础。目标定位即寻找目标的训练。指导者应该先以患者为目标，两者之间距离 2~3 米，指导者用望远镜调节焦距，直到看清患者；然后两者互换位置，让患者用望远镜训练调焦直至看清指导者，这样反复训练多次，让患者逐渐掌握基本的训练技术。如果中心有暗点，可让患者进行旁中心注视。在目标定位训练时注意以下四点：①为避免摔坏望远镜，通常会在望远镜外套上袋子，很多患者习惯用绳子系上挂在脖子上；②对于单筒望远镜，患者很难区分物镜与目镜，因此，指导者应该在物镜或目镜一头贴上标签以便区分；③训练房间要干净、简单，避免过多的物体对患者训练造成干扰；④在训练时，若患者坐位，其手肘要支撑在桌上；若站位，患者一只手要握住持望远镜的那只手的手臂，以保证望远镜稳定。对于老年人，尤其是患有神经系统疾病的患者，需要一个稳定的系统来帮助他们保持稳定（图 6-13）。

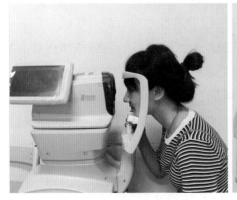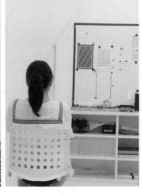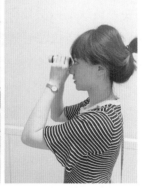

图 6-13　助视器验配及训练指导

2. 注视训练　注视技术是以目标定位为基础的，患者掌握了目标定位技术后，应进一步训练注视技术。首先进行望远镜的调焦训练。在训练调焦之前，患者应具备利用望远镜对准及发现目标。在实际训练中，有些患者始终学不会调焦，此时指导者应给他们提供非调焦或固定式的望远镜。如果患者只是用望远镜做一些固定焦距的事或看一个固定目标时，指导者可以事先为他们调整好焦距，然后在镜筒长轴上画好一条线或标记。当患者正好用调好的焦距看物体时，镜筒上是一条完整的线；当患者没有将望远镜调在焦距上时，镜筒上的线便会断开，只要将线重新恢复，焦距即调整合适，该法简单易懂，易被患者接受。

3. 定位注视联合训练　即准确的定位及看清目标（注视）的联合训练，包括先不用望远镜找目标、再用望远镜找目标，使目标与眼睛成为一条线中的两点，然后对目标进行调焦，直至看清楚目标为止。有些儿童患者用裸眼定位时，由于头部及眼部位置的改变而找不到目标或有些患者用望远镜进行定位注视联合训练有困难，此时可用一纸筒放在眼前进行练习。因为纸筒的孔径比较大，易获得成功，纸筒训练无困难后，再戴望远镜进行训练。各种训练方法均不满意时，可考虑更换较大视野或较大物镜的望远镜，或者使用较低倍数的望远镜。

4. 跟踪训练　远距离跟踪训练是远距离视觉追踪和视觉搜寻的基础。跟踪训练是介于注视与追踪之间的一种训练，跟踪训练是跟踪一个静止的目标。指导者先在黑板上划出一条线，这条线应该在患者的全部视野内，先让患者裸眼看到此线，再用望远镜看清此线；指导者再画一条更长的线，由患者练习用眼从线的开始看起，控制自己的头部（不是眼）慢慢匀速运动，从线的一端看到另一端，先不戴望远镜做此训练，再戴望远镜做上述训练。在此过程中，头部（包括眼）与望远镜 "连成一体"，在运动中望远镜不能偏离眼部。先看到的是实线，后看到的是虚线，线可为水平、垂直或斜线，然后指导者画一个几何图形，患者从图的一边看起，逐渐看完全图，然后说出或画出图的形状。在上述训练完成后，再看不规则的图，图上的每一条线都标明号码，号码字要小点，只有使用望远镜才能看清。线的颜色各不相同。让患者练习看清各条颜色的线和号码，说明直线、斜线、实线或虚线等。技术熟练后，再画另外一个由各条线组成的不规则曲线（实线或虚线）图。

5. 追踪　追踪训练为追踪一个活动的目标，是功能性视力训练的重要部分，可以帮助患者日常出行。由于患者无法控制目标的运动速度，而患者头部（眼前有望远镜）的运行速度及方向完全取决于所要看清的目标的运动速度及运动方向，因此，后者比前者要困难一些。随着目标物体的运动，距离患者眼睛越来越远，追踪起来就会更加困难。训练应遵循由易到难的原则。训练时先训练看直线运动的目标，再训练看曲线运动的目标。例如，在室内可以看一定距离之外的指导者手中的目标，而目标可以做各种运动。在室外可以练习追踪小猫、小狗、骑自行车者、玩耍的小孩等。

6. **搜寻训练** 在背景环境中搜寻某一目标，或用望远镜在周围环境中搜寻某一目标。患者应用直线、重叠、一行一行的扫描方法来覆盖要搜寻的区域，而不是用快速、不规则或无规律地进行搜寻目标的训练。具体训练方法：患者戴上望远镜助视器，面对黑板上的图形，患者训练跟踪此图方向由左到右、从上到下地搜寻目标，训练的图形可以逐步增大难度并与生活实际贴合。熟练之后进行室外的实地训练，练习在拥挤的人群中搜寻患者所熟悉的人、红绿灯、街道牌、各种不同的建筑物及天空中的鸟等（图6-14）。

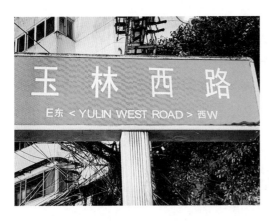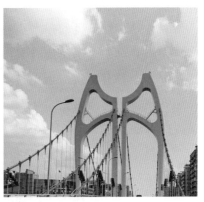

图6-14 街道牌、建筑物

（三）近用助视器的训练准备方法及注意事项

近用助视器的训练与远用助视器的训练有许多共同之处，指导者应了解患者的视力及视野改变，根据患者的视力情况决定训练所用目标的大小，例如，患者有中心暗点、管状视野或偏盲等症状，须采用不同的训练方法进行训练。指导者还应了解患者发生视觉损害的实际时间，若在近期，需要首先解决患者的心理问题；若患者视觉损害已存在较长时间，则更易于接受训练或康复。严重先天性眼病导致视觉损害的患者，在之后的训练中可能会更困难一些。若患者全身健康状况较严重，为避免患者疲劳，对一般的训练需要做一些修改。患者在任何情况下均需要明亮或较暗的光源，指导者需要考虑白天及夜晚的不同照明需求。指导者也要清楚具有不同文化水平、不同职业的患者可能对训练有不同的需求，如对于高学历者与知识水平较低者来说，他们对助视器训练的目的和要求有很大的差别。指导者还应重点了解患者之前使用过的助视器的种类与效果，如果有使用助视器失败的经验，应探讨总结研究出更完善的训练方案。在训练开始前，指导者应该先向低视力患者介绍自己，这会使患者和指导者之间的气氛更舒适、亲切，再向患者家属询问接受助视器的主要目的，并了解患者目前的工作情况，从而了解使用目的，指导者与患者共同讨论患者的视觉功能、眼病情况及低视力门诊给患者开过的助视器处方，且用通俗易懂

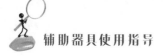
的语言向患者解释说明。患者的家属对患者是一种非常重要的支持力量，上述过程的讨论和解释有必要让他们陪同患者在一起听，以帮助患者在家及学校进行训练。

（四）近用助视器的常用训练方法

1. 注视　患者如果没有中心凹视力，则尽量避开盲点，使患者用视网膜最敏感区域阅读；若患者向前用中心凹视力时，则其盲点旁边的目标即可看见，而患者所要看清的目标却被挡住看不清，此时指导者应向患者解释避免盲点的方法，以及使用视网膜的有效部分进行视物的方法。

2. 定位　日常生活中，定位技术经常使用，例如在编织毛衣时，寻找漏针处；查电话簿时，需要在该页的顶端找到关键词。具体定位方法：指导者提供一本书，让患者定位出某页的左下角或右上角的第一个字及左下角或右上角的最后一个字。如果这样训练患者有困难，指导者可以自己在书上写上几行字，让患者定位出某个字；在患者定位字的同时，指导者应观察患者的体位、头部及眼球的运动位置，并提供良好的照明。

3. 搜寻或扫描　市场上各种印刷品如报刊、字典等的阅读都要应用搜寻或扫描技术。具体检查搜寻技术的方法：让患者的眼球注视书上的某处不动，使书本沿着一个方向运动，从而让字逐个"进出"患者的注视区；或者保持患者眼球及读物不动，仅通过移动头部完成搜寻或扫描训练。如果患者有视野缩小而无中心暗点症状，那么患者通常不愿意接受助视器的使用，只用眼睛进行扫描。

4. 追踪　许多职业都需要良好的追踪技术，如打字员在打字时需要追踪打出来的字，织毛衣时需要追踪毛衣针等。具体检查追踪技术的方法：指导者用手持一目标放于患者的眼前，从上而下、从左到右运动，甚至曲线运动，让患者用眼睛追踪目标的位置；再通过减小目标的大小以及改变运动速度来加强患者的训练；也可让患者自己手拿目标，做上述的追踪训练，指导者观察患者的眼－手协调能力，观察患者眼球是否固视，目标运动时眼和头是一起转动还是仅眼球在运动（图6-15）。

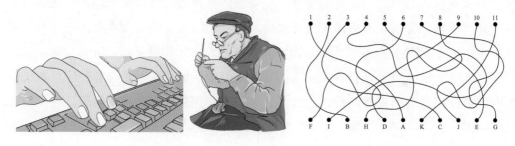

图6-15　打字员、织毛衣、追踪训练卡片

5. 调焦训练　首先用不透明纸遮住患者视力较差眼，让患者通过助视器看目标。选择目标与眼镜之间的距离以患者能辨认清楚为宜，注意目标与背景有良好的对比

度。通过该法使患者明白焦距或景深的含义。若目标离开焦点，即离眼睛很近或很远，便看不清目标。开始时指导者帮助操作，之后患者自行操作，通过将目标远离、靠近焦点的反复运动，使患者主观感受模糊图像到清晰图像的转变，反复进行训练。若有些患者进行上述焦距练习有困难，可考虑使用以下方法解决：使用阅读架或带有距离控制罩的放大镜；患者在使用手持放大镜时出现困难，可以使用立式放大镜，先让放大镜与物体接触，再慢慢远离，直至看清目标，来回反复训练。

6. 定位训练　提供良好的照明，让患者手持读物，其另一只手示指指向读物某页的开头或标题，然后再使用助视器重复上述的训练，反复多次训练。若患者进行上述训练有困难，考虑给患者使用裂口阅读器，这样更方便定位，同时增强目标与背景的对比度。在患者不使用助视器时，指导患者使用视网膜最敏感区定位目标，再将助视器放于患者眼前，再次定位调焦，反复多次训练；若仍出现困难，则更换低倍的助视器，通过增加视野，方便练习定位。

7. 搜寻训练　指导患者采用直线、重叠、逐字逐行的扫描系统搜寻目标。在阅读时，让患者从左向右，再从右到左，再往下一行，再从左向右，逐字逐行地搜寻下去。如果在搜寻训练中遇到困难，可以采取以下措施：给患者使用裂口阅读器，或在读过的每行字下面做出标记。患者可以用手指压住每行的每一个字，然后眼与手指同步移动，从而系统搜寻目标。训练的数字或字母可以在患者熟练后逐渐减少，从而增加训练的难度。

8. 注视训练　若患者在使用助视器的情况下仍难以注视，可采取以下措施进行改善：增大阅读字体的大小、改变助视器的种类、提高目标与背景的对比度、更换低倍数的助视器等。总之，低视力患者配戴助视器只是康复训练的开始，由于患者配戴助视器前后的视觉物像出现较大的差距，进行助视器使用训练、职业训练和心理咨询，以及了解视残患者康复训练、心理、社会和其他临床医疗方面的情况非常有必要，视光师及视觉训练者应及时为视残者提供帮助和调整康复计划，从而共同完善其康复工作。

各类视觉障碍辅助器具的训练不是单独分开的。根据其不同的特性及使用者的需求，视觉障碍辅助器具应该要注重不同光学助视器的配合使用，以及各种光学助视器和非光学助视器以及非视觉性辅助器具的综合使用，各类训练也应该遵循循序渐进的原则。

六、视觉障碍辅助器具的日常维护与保养

许多光学助视器的材质是玻璃或塑料透镜制成的，属于精密仪器。相比玻璃制品，塑料制品在耐磨、抗划伤性能方面均要差一些，即使是用玻璃材质做的透镜，

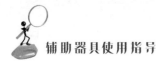

如放大镜、望远镜等，由于镜头长期使用导致磨损，其透明度也会变差，类似"毛玻璃"样，从而影响其性能。因此，无论是放大镜、眼镜还是望远镜类光学助视器，使用时应保持镜片及镜头的清洁，还应注意尽量不要让镜片与其他物品接触，避免磨损。推荐眼镜类助视器使用后，放入专用的镜盒内，放置时注意镜片面不要朝下，不能放入镜盒的助视器如望远镜等，可以系上一条带子，挂在脖颈上，避免不用时摔坏。非光学助视器以及非视觉性辅助器具应该根据其材质的注意事项保存，这些相关器具均应合理放置在使用者便于拿取的地方，保持清洁干燥（图6-16）。

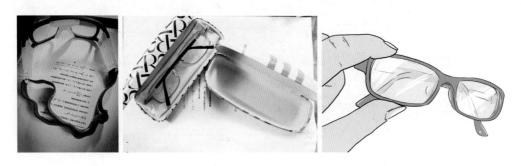

图6-16　眼镜套上系带 、眼镜放于眼镜盒、眼镜镜片呈毛玻璃样

（吴姁怿　李艾娟）

第三节　听障辅助器具使用指导

一、听障辅助器具概述

听障人士因先天或后天因素导致其听力受损，任何一种可以补偿或代偿这种受损能力的装置或设备都可以称为听障辅助器具，简称为听障辅具。听障辅具又分为听觉性辅助器具和非听觉性辅助器具（图6-17）。

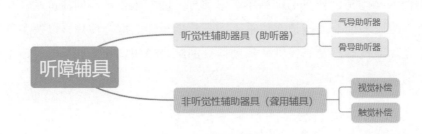

图6-17　听障辅具分类

听觉性辅助器具即助听器。助听器是指一切有利于听力障碍患者改善听觉障

碍，进而提高与他人会话交流能力的工具、设备、装置、仪器。它只是一个帮助人聆听的工具，不能使患者的听力恢复正常，但可以将声音放大到患者能听到的水平。它的本质是一个声音放大器，声信号经麦克风（传声器）转换为电信号，通过放大器放大后，由受话器将电信号还原为声信号传至人耳，使听力障碍者能以一定方式有效地利用其残余听力。助听器主要由麦克风放大器、受话器、各种音量音调控制旋钮、电池等元件组成。

非听觉性辅助器具即聋用辅具，是指利用听觉以外的其他感官功能代偿，提高听障人士活动能力的装置或设备。包括视觉补偿，触觉补偿等。

运用听障辅具可以使听力障碍的影响降至最低，使听障人士能够更好、更有效地使用可利用的听力，提高学习、生活的能力，从而提高生活质量，提高社会参与能力。

随着人们生活水平的提高和健康意识的普及，传导性听力损失的发病率在我国逐年下降，耳科学的发展又使得绝大多数的传导性听力损失可以通过药物或手术的方式得以治愈，并在一定程度上保留或提高听力。但对于感音神经性听力损失的患者来说，目前尚无明确可靠的药物或手术治疗手段，只能依靠助听器、人工耳蜗等人工装置来帮助听力障碍者实现言语交流。

二、听觉性辅助器具（助听器）

（一）分类

1. 按助听器外形分类

（1）盒式助听器：其出现较早，体积较大，又称口袋式、体佩式或袖珍式助听器。外观如同一个微型收音机，比火柴盒略大，佩戴在身前，有一根导线将声输出信号送至耳机，耳机戴在耳朵上。其材质主要采用普通晶体管元件，故价格低廉。其体积较大，便于制成大功率输出、宽频谱范围、多功能调节的助听器，故适用于手指活动不灵便的人使用。此种助听器的元件热噪声较高，从而使得助听器的本底噪声较高。其与衣物经常会摩擦，该声音也被放大，也会成为干扰噪声。

（2）眼镜式助听器：是一种由体佩式向耳级助听器发展过程中的过渡期产品，麦克风与接收器可在不同的镜腿上，也可以在同一镜腿上，实现信号对传，现在已不多见。

（3）耳背式助听器：是现有使用最广泛的助听器（图6-18），外形纤巧似香蕉，弯曲成半圆形的硬塑料耳钩挂在耳后，一般长4~5厘米，外壳可借用皮肤或头发的颜色加以掩饰，放大后的声音经耳钩通过一根塑胶管传入耳膜的声孔中，输出功率有大、中、小不等，适用于各种程度、各种性质的听力障碍患者。档次较高的耳背

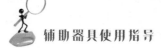

式助听器内还有各种声音处理电路，如自动增益控制、自动削峰等。自动削峰是指将不希望增大的声音削去，如低频过强，可以将低频声音削减，使听到的声音更合适。自送增益是指将希望听到的声音扩大，但也不是无限扩大，达到一定的强度会自动衰减。总之，这些装置都是将收听到的各类声音分析后进行放大或削减，使得使用者听到的声音更加清晰。

（4）定制式助听器：为"耳内式助听器""耳道式助听器"及"深耳道式助听器"的统称（图6-18），按照患者的耳朵形状定做。使用时放于耳廓内、耳道内及耳道深部，不需要任何电线或软管，十分隐蔽。放置的位置越深，其体积减小，其功率也相应减小，故该类助听器适用于轻、中、重度听力损失的患者。

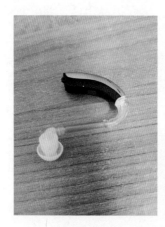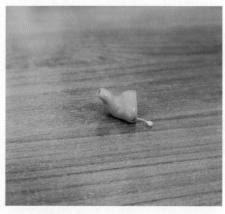

图 6-18　耳背式助听器、定制式助听器

2. 按助听器传导方式分类　分为气导式助听器和骨导助听器。气导式助听器包括盒式助听器、眼镜式助听器、耳背式助听器、定制式助听器，他们均是将声音通过外耳道传导到中耳。骨导式助听器适用于先天性外耳发育不全（如外耳道闭锁，耳部畸形）的患者，以及某些因患外耳、中耳疾病（如化脓性中耳炎）不适于佩戴气导助听器的患者。

3. 按其技术线路选择分类　助听器发展到现在有很多种类型。第1代是模拟助听是采用模拟的声音信号，功能简单，价格便宜，主要是放大声音。第2代是模拟电脑编程助听器（也有人称为数码编程助听器），它是运用集成电路芯片技术，调节范围广，调节准确，能自动对输入声音信号进行处理，可适应多种环境需要。前两代助听器的功能相对简单，比较适合传导性耳聋。第3代是全数字助听器，将接受的声音转化成数字信号，经过一系列运算，达到放大声音的目的，特点是声音的清晰度高，如CD般音质，降噪功能强，更智能，适用于神经性和混合型听力障碍的患者。现在大部分的助听器都是全数字助听器。

（二）助听器结构及工作原理

助听器种类很多，其工作原理一般大同小异。助听器（图6-19）有以下主要结构：①话筒，或称传声器或麦克风。它接收外界的声音并将其转化为电波形式，即把声能转化为电能。②放大器，放大电信号。③耳机，亦称受话器，把电信号转化为声信号（即把电能转化为声能）。④耳模或耳塞，将助听器置入外耳道。⑤音量开关，用于开关声音、控制音量大小。⑥电源，供放大器用的干电池。⑦附件，包括三个附加电路，即音调空制、感应线圈、输出限制控制。

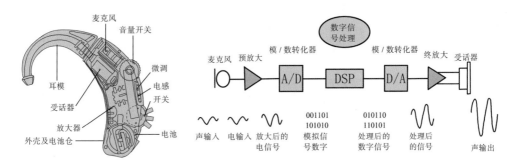

图6-19 助听器的结构、助听器工作原理

现代电子助听器工作原理就是一个声音放大器，它的功能是增加声能强度并尽可能不失真地传入耳内。因声音的声能不能直接放大，需要将其转换为电信号，经过放大后再转换为声能。输入换能器由传声器（麦克风或话筒）、磁感线圈等部分组成。其作用是将输入声能转为电能传至放大器。放大器将输入电信号放大后，再传至输出换能器。输出换能器由耳机或骨导振动器构成。其作用是将放大的信号由电能转为声能或动能输出。电源是供给助听器工作能量不可缺少的部分。另外，助听器还设有削峰或自动增益控制装置，以适合各种不同程度听力损失患者的需要。

三、非听觉性辅助器具（聋用辅具）

聋用辅具将听觉障碍者不容易感觉到的声音信息转换为其他信息，使听觉障碍者通过其他感觉器官来感知信息，主要是视觉补偿、触觉补偿，如听障患者的手语可以传递信息，但它要求被传递者也要学会手语表达，才能交流。还有许多生活类辅助器具也可以用作聋用辅具，如文本电话、震动闹钟、利用灯光替代声音的门铃和上下课等警示装置。

四、听障辅具的适用人群

听障辅具适用人群主要是听力障碍的患者，听力障碍的相关诊断标准包含聋和重听（表6-2）。使用适应证如下。①年龄：助听器适合于3岁以上的人群。②听力损失程度：听力损失 30~45 分贝可考虑使用，听力损失 45~60 分贝使用效果最好，听力损失 60~90 分贝使用效果较好，听力损失 90~110 分贝使用效果可疑，听力损失 110 分贝或以上无效。③听力无波动 3 个月以上的感音神经性聋。④噪声性聋、外伤性聋和中毒性聋的稳定期，突聋的稳定期等。⑤传导性聋或混合性聋：对于听力损失在 40~60 分贝的情形，佩戴效果最好。⑥对有重振或言语识别率低的耳聋患者，应适配具有自动增益控制或全动态压缩的助听器，以提高患者的环境适应能力和言语听力，并保护患者的现有听力。禁忌证如下：①明显的先天性或外伤性畸形。②近 3 个月内有急性中耳溢液史或近 3 个月内突发耳聋或迅速加重。③近 3 个月内突发性单侧耳聋、眩晕。④耳内有异物或耵聍栓塞。⑤耳痛或耳部不适。

表 6-2　听力残疾的诊断分级

国际标准		国内标准		听力损失程度（dB）	沟通能力
程度	分级	类别	分级		
正常	A	重听	二级	0~25	对一般的声音及言语分析清楚
轻度	B			26~40	对细小的声音难以分辨，如树林风吹声
中度	C			41~55	对日常言语有听觉障碍上的困难，与人交流感到困难，需要借助助听器的帮助
中重度	D		一级	56~70	对于较大的谈话声、汽车车仍感模糊，助听器帮助较大
重度	E	聋	二级	71~90	对于喊叫声及洪亮的声音，如汽车喇叭声、鼓声才有反应，助听器帮助较大
极重度	F		一级	91~110	需要依靠助听器的辅助才能感受到声音的振动
全聋	G			> 110	根本听不见

听力障碍是指由于各种原因导致听力受损，听不到或者听不清周围的声音，难以通过听觉渠道完整的获取外界信息。听力障碍的诊断需借助专业的听力检测，包括言语测听、声导抗测试、视觉强化测听等。检查鼻咽部、咽鼓管和中耳腔的病变，这些部位的病变常可导致听力的波动。根据不同的年龄阶段，选择适宜的测试方式：6 个月以内适宜运用听觉行为反应法，6 个月至 3 岁适宜运用视觉强化测听法，3~6 岁适宜运用游戏测听法，6 岁以上适宜运用纯音测听法。大龄听障儿童及成人听障者除了测定气导听阈外，应同时检查骨导听阈和不适阈。系列的诊断与评估，大致步骤为病史采集、听功能评估（可包含在病史采集内）、生存质量评估、康复需求评估等。

五、听障辅具的使用训练指导

（一）使用训练前准备

1. 向使用者或家属解释　根据听力测试结果并结合病史初步判断耳聋的性质及耳聋程度，向听障者或家属详细解释听力测试结果及配戴助听器的必要性和重要性。

2. 诊断与鉴别诊断　对疑有脑瘫、智力低下、孤僻症、多动症、交往障碍、发育迟缓等疾患的低龄听障儿童，应请求神经科和精神科医生的帮助，进行学习能力测验及相关精神智力检查，排除非听力性言语障碍。若怀疑内耳及相关结构异常，可建议听障者进行影像学检查如 CT 和 MRI。若怀疑耳聋与自身免疫有关，可建议其进行相应的实验室检查。

3. 确定助听器适配耳　关于助听器适配耳的适配，原则上听障儿童与成人听障者基本相同。如果双耳都有残余听力，应建议分别依据双耳听力损失程度验配助听器。

4. 定制耳模（图 6-20）

（1）定制耳模作用：耳模不但可以将经助听器放大后的声音导入外耳道，还可以固定助听器，使得助听器配戴舒适，密闭外耳道，防止声音反馈啸叫，在一定范围内改善助听器的声学效果。因此，凡是适配盒式和耳背式助听器时，必须制作相应的耳模。

（2）耳模材料：应不产热，无形变，对人体无毒，不产生变态反应，符合国家有关规定的化工产品。根据制作材料的不同，耳模可分为软耳模、半软耳模和硬耳模三种。软耳模与耳廓和外耳道软组织相容性好，不容易造成损伤，因此，低龄听障儿童使用助听器时可首选。硬耳模可随意设计声孔和气孔，可根据听力图确定耳模的类型、通气孔、声孔的类型、直径的大小等，更能体现良好的声学特性。

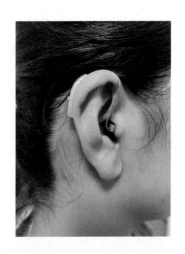

图 6-20　定做耳模

（3）耳模的更换：由于低龄听障儿童的耳廓和外耳道不断发育，一段时间后，密封性降低，对于听力损失较重者，会出现声音反馈啸叫，影响助听效果，因此，需定期更换。对于听力损失较重、佩戴的助听器声输出较大的低龄听障儿童，更是如此。一般 3~9 个月小龄儿童，应 2 个月更换 1 次；9~18 个月的儿童，应 3 个月更换一次；18~36 个月的儿童，应 6 个月更换 1 次；3~6 岁的儿童，每 9 个月或 1 年更换 1 次。对于成人听障者助听器出现反馈啸叫或耳模变形时也应及时更换。④

部分低龄听障儿童会对耳模材料产生过敏反应，一旦出现过敏反应，应立即停用。

5.助听器的预选　要求专业人员具有听力学知识，同时还应了解各类助听器的电声性能，即最大声输出、满档声增益、基本频响曲线及各种调节对频响曲线的影响；所选择的助听器应符合国家和行业标准。专业人员根据听障者听力情况在验配助听器之前选择助听器的输出、频响曲线与听力测试结果相符的助听器，并预设最大声输出，在验配助听器时既可以做到心中有数，又可以节省时间。一般可根据情况预选2~3种助听器。听力图和年龄因素不同，选择的验配公式也不同，根据以上某项要求，选择符合要求的助听器，重点考虑助听器的频响曲线与所要求的频响曲线的吻合度。对于有条件的、具备测试仪器的助听器验配机构，可用仪器进行预选。将得到的裸耳听力图按要求输入相应设备后，其可自动给出理想增益频响曲线，根据此频响曲线选择适当的助听器，通过调节音调、增益等，使其频响曲线与理想频响曲线最为接近。在无相应测试设备的情况下，可根据听力损失程度预选助听器功率。助听器的最大声输出应与听力损失相适应。对于听力损失呈渐进性下降的低龄儿童，所选助听器的输出应适当放宽一些。

（二）助听器的验配和适应性训练

1.验配并初步评估助听器　将音量调节到一个相对适当的位置，进行真耳介入增益、功能性增益或助听听阈测试。目前国内临床用得较多的是真耳介入增益和助听听阈测试法，例如，用声场中所测得的助听听阈和目标曲线进行比较；将测得的助听听阈结果和言语香蕉图或长时间平均会话声谱对比，如不理想，重新编程或通过调节助听器的控制旋钮，如音调、音量、增益及改变耳模、耳钩的声学特性来实现，如效果仍不满意，可考虑换另一种品牌或型号的助听器。向家长交代如何配戴助听器、控制音量、更换电池、佩戴耳模、保养助听器等问题，并指导家长进行操作。

2.助听器适应阶段　无论成人听障者还是听障儿童配戴助听器后都需经过一段时间的适应阶段，由无声到有声，有的听障儿童会产生恐惧感。因此，在此期间，助听器音量调节应由小到大逐渐达到处方要求；佩戴时间应由短到长，开始每日可佩戴2~3小时，逐步过渡到全天佩戴；训练地点由安静到较吵闹的自然环境。适应阶段一般为1~2周，训练听障儿童会听测试音，并能做出反应，小龄听障儿童与老年听障者这一阶段应长一些，需要一至数月才能完成。

3.助听器效果评估　助听器效果评估结果对助听器验配人员和听障者均有很大的帮助。助听器验配人员可通过评估结果了解助听器在听障者学习、生活中的作用，从而判割佩戴的助听器是否达到优化，还可以通过评估结果帮助听力语言康复教师确定下一步康复计划。助听器效果可通过几方面进行评价，如听阈改善情况的数量评估、言语辨别能力的功能评估、助听效果满意度问卷调查等。

（1）助听器效果评估标准：助听器效果评估标准一般分为四级（表6-3），一级为最适范围，音频感受范围在250~4000Hz，言语最大识别率在90%以上；二级为适合范围，音频感受范围在250~3000Hz，言语最大识别率在80%以上；三级为较适范围，音频感受范围在250~2000Hz，言语最大识别率在70%以上；四级为看话范围，音频感受范围在1000Hz以内，言语最大识别率在44%以上，需借助看话来理解语言。对听障者，无论采取医疗、康复、听力补偿等手段，只要使其音频感受在ss线上或语言香蕉图内，就可定为该级别的康复水平。对有一定语言能力的听障者，听觉功能评估应作为首选。

表6-3　助听器效果评估标准

音频感受	言语最大识别率 补偿范围（Hz）	听觉效果 满意度（%）	听觉康复 级别
250~4000	≥ 90	最适	一级
250~3000	≥ 90	适合	二级
250~2000	≥ 90	较适	三级
250~1000	≥ 90	看话	四级

（2）助听器效果评估方法：①听觉能力数量评估，主要有三种评估方法。方法一为声场测听法，此法在低龄听障儿童助听效果评估时较为常用。正常人的语言声在强度和频率上都有一定的范围，即长时间平均会话图谱。如声场是按声压级（dB SPL）水平建立的，测得的听阈值应与ss线进行比较，一般以ss线以上20分贝为最佳助听效果，达到ss线为适合助听效果。如果声场是以听力级（dB HL）水平建立的，测得的听阈值结果与正常人语言香蕉图比较，阈值在语言香蕉图内为最佳。确定助听器的各项性能参数和工作状态后，应开具助听器处方并明确助听效果（最适、适合、较适、看话四个等级）。方法二为简易评估法，该方法使用便携式听力计对低龄听障儿童听力情况进行评价。此测试对一些不具备隔声室条件的助听器验配机构、拒绝进隔声室、不能配合的低龄听障儿童，既简单又易接受。方法三为介入增益测试法，该方法适用于成人听障者或5岁以上配合较好的听障儿童。②听觉功能评估：听障者配戴助听器后的听觉功能评估主要通过言语听觉测试来完成。听障者寻求帮助的最主要目的是能听清、听懂言语，进而发展言语。言语测试是测试小龄听障儿童配戴助听器后对语言可懂程度直接的客观的方法，可显示在一些特定环境中听取音语能力的情况，是对助听器效果评价的重要组成部分，尤其对全数字助听器的评价更有实际意义。功能评估的测试音为言语声或滤波复合音。③助听效

果满意度问卷：问卷形式可采用两种形式，一种为直接询问听障者（亲属或教师）一些问题，然后计分，了解配戴助听器后改善情况。问题可包括"在和几个小朋友谈话时是否感到困难""在家里和一个人交谈时是否有困难""在超市和售货员沟通是否有困难"，等等。另一种是通过配戴助听器前后评估结果比较的方法，用设计好的问卷，未配戴助听器之前和配戴助听器之后分别进行测试，分别记录得分情况，最后用助听后的得分减去裸耳测试的结果作为最终得分。

由于听障儿童的特殊情况，有时可采用由家长或教师对听障儿童进行密切观察，如观察听障儿童对自然界各种声音的反应来初步评价助听效果。听障儿童不同于成人听障者，许多感受不是用语言表达而是用行动表现出来或通过表情的变化来表达的。下面介绍四种听障儿童可能出现的反应及其与助听器功能设置的关系。①当听障儿童出现以下反应时，提示可能为最大声输出设置过高：拒绝戴助听器；对突然出现的较大声响感觉不舒适，表现出痛苦的表情；配戴助听器时间较长，如一天后感到疲劳；放学或家长将其接出康复机构时自行摘掉助听器；反复上下调节助听器音量等。②当听障儿童出现以下反应时，提示可能为最大声输出设置过低；经常自行将音量放至满档；对于自动增益控制助听器，听障儿童抱怨声音不连续；当接触较响的声音时，听障儿童感觉响度无明显变化。③当助听器的频率响应和增益与听障儿童的听力损失不匹配时，可表现为对声音反应变迟缓或无反应，对某些刺激声感觉不舒适，依赖唇读或视觉等其他刺激理解语言抱怨助听器内有振动感，拒绝配戴助听器，对 Ling 氏测试反应较差（表6-4）。④根据听力改善其频响和增益后，听障儿童听力改善的表现为对声音较过去敏感，语言的清晰度增加，对视觉的依赖减少，对声音、语言的理解和分辨能力增强，用 Ling 氏测试反应较过去敏感等。

表 6-4　Ling 氏测试

Ling 氏六音	第一共振峰（F1）	第二共振峰（F2）	摩擦音谱峰
/m/			250~500
/u/	350Hz 左右	900Hz 左右	
/a/	700Hz 左右	1300Hz 左右	
/i/	300Hz 左右	2500Hz 左右	
/sh/			2000~4000Hz
/s/			3500~7000Hz

4. 跟踪随访

（1）随访内容：评估助听器效果，复查听力以监测听障儿童听力进展情况，复查助听听阈，必要时再次指导听障儿童正确使用助听器；根据需要调整助听器音质和音量，助听器检查或更新；是否需要对 MPO、耳模及阻尼器进行调整；是否使用其他助听装置，如调频助听器、电话拾音线圈等的使用；了解听障儿童能听到的声音及语言辨别力的改进情况，与听障儿童家长讨论助听器及耳模使用情况，回答家长提出的问题等。为了更全面地了解听障儿童在生活中是否充分发挥助听器的功能，随访形式可采用询问家长，也可采用问卷形式，最后通过得分来判断助听器的使用情况并重新出具助听器处方，制订下一步训练计划，确定新的训练目标。

（2）随访时间：一般做法是在配戴助听器第一年应每 3 个月复查 1 次，以后每半年 1 次。家在偏僻农村的听障儿童，到医院或助听器验配机构就诊不方便，可采取第一次验配时留观时间长一些，或助听器验配人员定期以通信回答问卷等形式进行随访。

5. 听觉康复训练指导　助听器配戴的目的是听取声音和学习语言。为达到此目的，助听器验配小组应根据听障儿童的听力损失程度、学习能力水平、助听器配戴效果、家庭配合程度等制定相应的听觉语言训练计划和阶段目标，听觉训练的基本内容以音乐声和言语声为主，听感知、听理解和听表达是听觉训练的主要形式（图 6-21）。

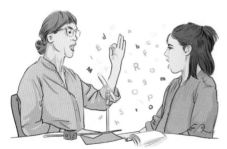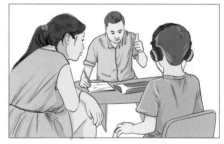

图 6-21　助听器验配、听力训练

六、穿戴助听器的注意事项

（1）培养患者戴助听器的兴趣。

（2）先在安静环境下使用。

（3）初戴时间不宜过长。

（4）对双耳均有听力损失的患者，双耳佩戴是最科学的。

（5）对患者进行听力语言训练。

（6）儿童适配助听器，在设置助听器的增益值和最大声输出值时要比成人略小。

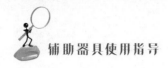

七、助听器的保养

在表面柔软的物体上放置助听器切勿让助听器，接触到高温物品；避免受阳光直射，远离辐射；勿自行修理；在淋浴前去除助听器；助听器或电池不用时，应放于小儿和宠物够不到的地方；切勿让助听器接触到喷胶等化学试剂，保持耳道清洁卫生（图 6-22）。

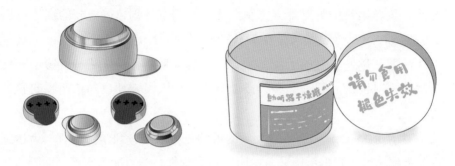

图 6-22 助听器电池、助听器干燥盒

（吴妁怿 李艾娟）